がん緩和ケア薬
必携ガイドブック

痛み，便秘，不眠，せん妄

編　荒尾晴惠　岡本禎晃

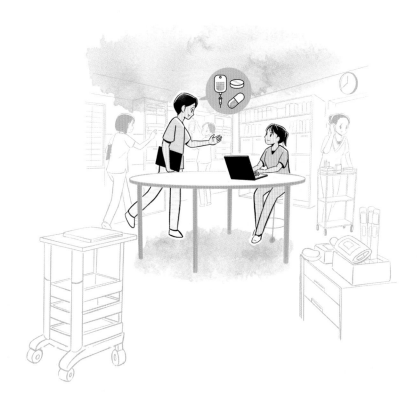

南江堂

✤ 執筆者一覧

● 編　集

荒尾晴惠　　大阪大学大学院医学系研究科保健学専攻
岡本禎晃　　市立芦屋病院薬剤科

● 執　筆（項目順）

余宮きのみ　埼玉県立がんセンター緩和ケア科
荒尾晴惠　　大阪大学大学院医学系研究科保健学専攻
山本瀬奈　　大阪大学大学院医学系研究科保健学専攻
市原香織　　淀川キリスト教病院看護部
髙尾鮎美　　大阪公立大学大学院看護学研究科
岡本禎晃　　市立芦屋病院薬剤科
江頭佐都美　市立芦屋病院看護科
佐藤明美　　札幌医科大学附属病院医療連携福祉センター
川村三希子　札幌市立大学看護学部
岡山幸子　　宝塚市立病院看護部
松田良信　　市立芦屋病院緩和ケア内科
許田志津子　医療法人啓明会相原病院ブレストセンター
井上真一郎　新見公立大学健康科学部看護学科
青木美和　　大阪大学大学院医学系研究科保健学専攻

✤ 序　文

　がん患者の緩和ケアにおいては，患者が体験している多様な症状のマネジメントを行い，患者らしい生活を維持できるよう支援することが重要です．たとえば，がん疼痛の緩和には適切な薬物療法が重要ですが，処方された薬物を患者に投与し症状の改善をみるまでの過程では，看護師の観察や判断とそれに基づいた看護が展開されています．看護師が患者をよく理解し患者の発するサインに気づくこと，薬剤の知識をもつことで，より良い疼痛緩和が可能となります．しかし薬物療法に関しては，次々と新しい薬の台頭があり，看護師は常に知識をアップデートし，看護に反映していかなければなりません．同様に，便秘，不眠，せん妄といった症状のマネジメントにおける薬物療法についても，看護師の力量が問われるところです．

　一方，実際の臨床現場では「医師の指示で，患者さんに薬を渡している」「薬の説明は薬剤師がやってくれる」という声も聞きます．深く考えないで，「痛い→薬を渡す」といったパターンが生まれているのかもしれません．そこで，看護師が，患者が訴える症状に関して，思考のなかに臨床推論の回路をもつことで，より患者に適した症状マネジメントが行えるのではと考えました．

　本書では，がん緩和ケアでよく遭遇する症状ごとに，まず医師がどのような臨床推論をして薬剤を処方しているのか，という思考を記述してもらいました．次に，生活の視点で患者を理解する看護師の臨床推論の思考を，具体的なイメージがつくように事例を用いて解説しています．事例を通して，押さえておきたい最低限のポイントとなる知識が何かわかるようにして，看護にどう活かせばよいのかを明記しました．症状をもつ患者の薬物療法に着目した看護師の臨床推論について，理解いただけることと期待しています．

　また各薬剤の項目では，薬剤の特徴や作用機序などの薬剤情報の解説と，投与時の看護のポイントを紹介しています．

　この書籍が手元にあれば，症状マネジメントにおいて薬物療法を受ける患者の看護を行う看護師の思考回路が整理され，今よりもっと看護が楽しくなる！と考えており，皆さまの実践の助けになることを期待しています．そして，皆さまが笑顔の患者さんをみる機会が増えるとよいなと思います．

　2024 年 2 月

荒尾　晴惠
岡本　禎晃

✤ 目　次

第Ⅲ章　便秘を緩和する！

第Ⅳ章　不眠を緩和する！

第Ⅴ章　せん妄を緩和する！

第 1 章

先を見越して動けるナースになろう！

緩和ケアが目指す症状緩和の考え方
—治療方針に至るまでのプロセス〜臨床推論がわかる

医師の頭の中身を想像することが，患者のQOLアップにつながる

　看護師は，医師とともに働いています．医師は，カルテを読み，患者に会い，さまざまな検査オーダーや処方，指示，処置を行っていることでしょう．では，この間に医師の頭の中では，どんなことが起こっているのでしょうか？

　この医師の**思考プロセス**がわかれば，看護師は治療方針をより深く理解できるのではないかと思います．治療方針が理解できていれば，何を重点的にアセスメントすべきかがわかるので，アセスメントの仕方も変わります．適切なアセスメントにより，患者の病態に応じた看護の幅も広がるでしょう．さらに，医師が求めている情報収集をきちんと行えるので，医師は看護師の報告から，より患者の個別性に応じた治療方針を立てて治療を遂行していくことができます．もちろん，医師の看護師への信頼も否が応でも高まります．これらすべては，患者の利益に大きく貢献することは言うまでもありません．

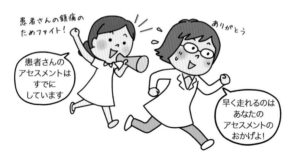

"看護師は患者さんの安楽をもたらすキーマン"

✿ ある日の夕刻の出来事

　医師が行う医療行為の質は，どれをとっても，一緒に働く看護師の力量に多かれ少なかれ影響されます．特に，緩和ケアのように医師と看護師の役割の重複が広い分野では，**看護師の力量**が，患者の幸不幸の分かれ道になると言ってもいいほどです．

筆者の日常の一コマを例に解説しましょう.

夕刻も近く，臨床も一息ついて自分のデスクに向かっていたときのことです．NRS[*1] 10 の痛みの膵がん患者が緊急入院したので，すぐ対応して欲しいと緊急コールがありました．早速，いつも一緒に働いている緩和ケアチーム看護師とともに，患者のもとを訪れました．患者は 40 歳代の男性で，画像所見と痛みの部位との関係から，「傍大動脈周囲リンパ節転移による痛み」と判断しました．緩和ケアチーム看護師，一般病棟看護師と協同して，オピオイド注射剤を用意し，鎮痛が得られるまで**レスキュー薬**[*2]**を投与したところ**，数十分後には NRS 2 と患者にとって満足な鎮痛が得られました.

ここまで，緊急コールから 30 分以内で鎮痛ができたのは，もちろん医師一人の力ではありません．そこに，医師の頭の中の動きを想像して動いた看護師がいたからなのです.

✣ 看護師が想像力を働かせると，こうなる

看護師は，《激しい痛みの緊急コールがきたら，筆者ならすぐその病棟に駆け付けるだろう》と予想し，自らも病棟に駆け付ける態勢をとりました．そして，《筆者がオピオイド注射剤でいったん痛みをとるだろう》と予想し，ベッドサイドにいる筆者が病室で麻薬処方と指示ができるように電子カルテをセッティングすることから始まり，すぐにオピオイド注射剤が入手できるように取り計らいました．さらに，オピオイド注射剤が到着したらすぐに急速投与できるよう，諸々の準備を病棟看護師に指示して整えました．同時に，筆者がオピオイド投与量を検討するために必要な情報収集を行い，この患者は，ここ 2 週間で急速に痛みが強くなったこと，この数日はレスキュー薬を 1 日 6 回使用していたが NRS 10 の痛みが 6 までしか鎮痛できていなかったことを病棟看護師から聞き取り，筆者に伝えました．その情報をもとに，筆者が計算をすることを想定して，自らもダブルチェックをするために，そばで計算機とメモ用紙を持ってスタンバイしていました．それが終わると，即座に患者のそばに寄り添い「すぐに痛みはとれますからね」と安心するような声かけをしてくれました.

このように，看護師が医師である筆者の行動を予測して動くことにより，必要な情報収集やアセスメント，より適切な治療方針の決定，円滑な治療遂行がなされたのです．こういうのを "あうんの呼吸" というのでしょう．目標を共有しているスタッフが，あうんの呼吸で動ければ，最上の緩和ケアが提供できます．その際に重要な要素の 1 つが，看護師が医師の頭の中を推測できる，ということです．あうんの呼吸の本質は「推測」です．**看護師の力量**の指標の 1 つが，**医師の頭の中を推測できる力**と言えるのではないでしょうか.

[*1] NRS：Numerical Rating Scale（0 から 10 までの痛みの評価スケール）
[*2] レスキュー薬：痛みなどの苦痛時に臨時に追加する追加投与薬

✤ あうんの呼吸への反論

　いや，待ってください．プライベートな関係ならいざ知らず，医療行為を推測で行うのはおかしいのではないか，という反論があるかもしれません．医師が1つ1つの指示を口頭あるいはカルテ上で指示すべきではないのか．看護師は，その指示に従って動くべきではないのか，という人だっているかもしれません．

　でも，臨床は「推論」で成り立っています．この臨床で行われている推論は，今や「**臨床推論**」と命名されるほど脚光を浴びているのです．

症例の後日談

　次にお話したいのは，**看護師自身が，日常的に想像，予測，推測，推論を行って看護をしている**のだ，ということです．

　この患者の後日談です．持続注射を開始したところ，翌日も NRS 1〜2 と穏やかに過ごしていたので，数日間，緩和ケアチームの往診はしていませんでした．

　しかしその後，徐々にレスキュー薬の回数が1日6回程度まで増えてきました．ただ，以前のように激痛になることはなく，患者は「NRS 5 になるとレスキュー薬を使っている」と表現していることから，病棟では「突出痛」と判断していました．

　レスキュー薬の回数が多いので，緩和ケアチーム看護師が数日ぶりに病室を訪れました．常に軽い眠気があり，患者は「頭がぼーっとしていて，自分の意思をきちんと伝えられているのか心配だ．退院後に家族と話し合いたいことがある．だからどうしても予定どおり退院したい．これからもっと自分の意思を伝えられなくなるのではないか」ということを不安として訴えました．痛みの問診を再度行ったところ，レスキュー薬の切れ目に痛みが強くなっており，実際には突出痛ではなく「持続痛である」との判断に至りました．オピオイドのレスキュー薬は有効なものの眠気も強くなる，とここまでアセスメントが進んだところで，緩和ケア医の筆者に報告がきました．

　退院を5日後に控えてはいましたが，診察の上，メサドンを開始しました．翌日には今までになく痛みも眠気も消え，予定どおり退院しました．患者には退院しなければならない理由があったため，メサドンのフォローは電話と外来で行うこととしました．

ベテラン看護師の頭の中は推測だらけ

　緩和ケアチームの看護師は，頭の中でどんな作業をしていたのでしょうか．

✤ 推論によって行われたアセスメント

レスキュー薬を1日6回も使用している．突出痛とみることもできるが，痛みが増悪して持続痛が増しているのではないか，と推測したからこそ，患者が平然とした表情で話をしている最中に「ところで今のNRSは？」と質問できたのでした．

患者は，「5あります」．看護師は「ずっと5の痛みがあるんですか？」と質問すると，患者は「ありますね」と返答．続けて看護師が，「レスキュー薬を使うと痛みは軽くなりますか？」と質問すると，「眠くなって30分ぐらい寝てしまいます」「30分後に起きたときの痛みは？」「2で落ち着いています」「その後，どれくらいで痛みがぶり返してきますか？」「1～2時間以内には，3，4，と上がってきます．5になると，レスキューしてもらいます．でも眠気が強くなるのでベースアップは心配です」といった会話が繰り広げられました．

突出痛ではなく，実は持続痛であったという判断に至ったアセスメントの発端は，看護師の「実は持続痛ではないか」という**推測**です．推測があったからこそのアセスメントです．推測がなければ，適切なアセスメントもできないのです．この看護師の頭の中には，

- 病状が急速に進行している最中の膵がん患者
- レスキューが急速に増えてきた
- 突出痛ととらえられるような状況でも，実は持続痛の増強であることは多い
- 数日後に退院してもすぐ再入院になり，したいこともできないかもしれない

…といった推測がありました．経験から養われた「**事前知識と推測**」があったからこそのアセスメント，と言っていいでしょう．

✤ 医師の頭の中の推測と生活状況のアセスメント

そして，看護師はほかにも推論をしていました．

退院前であっても，一緒に働いている筆者は何らかの新たな一手を打つだろうと医師の頭の中を推測しました．また，患者が「新しい薬を始めて5日後，予定どおり退院できるんですか」と質問したそうです．そのとき看護師は，その場で即座に「できますよ」と答えたそうです．医師に確認もせずに…無責任なのではないか，と思われるかもしれませんが，そうではありません．

ここで看護師は，患者の生活状況から

- この患者は外来通院が可能と判断
  →だから，新しい薬剤を開始したとしても外来でフォローできると推測
- 患者のセルフケア能力が高いと判断
  →だから，この患者に対して新しい薬を開始したとしても，筆者は患者の退院の希望を最優先するだろう

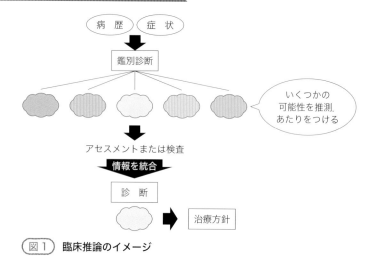

図1　臨床推論のイメージ

…といった推測をしていたのです．

　加えて，看護師は筆者に報告した時点で，筆者がメサドンか鎮痛補助薬を処方するであろうことも推測していましたが，それは以下のような**事前知識**があったからです．

- この患者のような傍大動脈リンパ節転移による内臓痛では，しばしば定時オピオイドの増量だけでは鎮痛が難しい
- すでにオピオイドで眠気が出ている場合には，すぐさまオピオイド以外の対応が検討される

　もし，これらの事前知識と看護師としての推論，医師の頭の中の推測ができていなければ，報告もなく，適切な治療ができなかった可能性もあります．

✤ 臨床推論は看護師も行っている

　ここまでお話してきた，ベテランの医師や看護師が日頃，無意識と言ってもいいほど自動的に行っている思考プロセスが“臨床推論”と呼ばれるものです．臨床推論とは，診断や治療方針を決定するための思考プロセスです．具体的には，病歴や症状などの情報から考えうる鑑別診断を挙げ，アセスメントや検査による検証を行い，情報を統合して診断し，最適な治療を決定する思考過程のことです（図1）．ベテランの医療者が毎日，すべての患者に対し行っていることです．逆に，これができればベテランと言ってもよいでしょう．ここでは，医師の頭の中—臨床推論を覗いてみることにしましょう．

医師の頭の中―これが臨床推論

　医師は，患者に会って診察します．この診察には問診，視診，聴診，触診などのフィジカルアセスメントが含まれますが，そこから必要な検査のオーダーを行い，これらすべてを統合して診断します．ここまでは想像どおりでしょう．それでは，すべての患者に，同じような問診を行い，全身をみるフィジカルアセスメントを行うのか…というと，研修医でない限り，そうではないはずです．すべての人にすべての病気の検査はしないはずです．それでは人間ドックです．すでに何らかの症状がある患者に，すべての診察と検査をするのは，無駄であるばかりでなく，迅速な治療開始や適切な診断の妨げにさえなります．皆さんの周りの医師はいかがでしょうか．診察するとき，患者ごとに問診する内容やフィジカルアセスメント，検査項目は異なっているのではないでしょうか．

　なぜ，医師はそのように患者ごとに診断や処方を分別して行っているのか？　それは，推測・予測しているからなのです．では，何をもとに予測するのでしょう．

　病名診断をつける前の患者の初診であれば，まずは病歴，家族歴から推測します．注意深く病歴を聞き取り，推測に基づいたフィジカルアセスメントや検査項目を選択するのです．これらのプロセスは，「推論」に基づいています．病歴は診断を導くための最良の手引きとも言えます（図2）．

　それでは，症状緩和における推論はどうでしょうか（図3）．

　緩和ケアの診療場面では，患者の主訴を聞き取り，問題となっている症状を抽出することから始まります．ターゲットとなる症状に対する治療方針を決定するには，症状の原因・病態を診断する必要があります．そのため，病歴などから，原因・病態を**推測**します．推測に基づいた診察（問診，フィジカルアセスメント）を行い，必要なら検査を追加します．これらすべての結果を統合して，症状の原因・病態の診断に至ります．ここまでくると**プロブレムリスト**が作成できますので，それに応じた治療方針を検討しやすくなります．そして，患者に症状の原因・病態について説明し，治療選択肢を提示し，患者とともに治療方針を決定します．もちろん，患者によっては治療方針を医療者や家族に任せたいという人もいれば，自分で選択したいという人もいますので，患者の意思決定の態度に合わせて治療方針を決めていくことになります．

なぜ，医師によって治療方針が異なるのか―看護師の腕の見せ所

　似たような症例であっても，医師によって治療内容が異なることは，看護師なら日常的に経験しているでしょう．その理由の1つとして，医師の事前知識と推論力の相違が挙げられます．もちろん，医師としての価値観や態度―患者の意向を最大限に尊重する

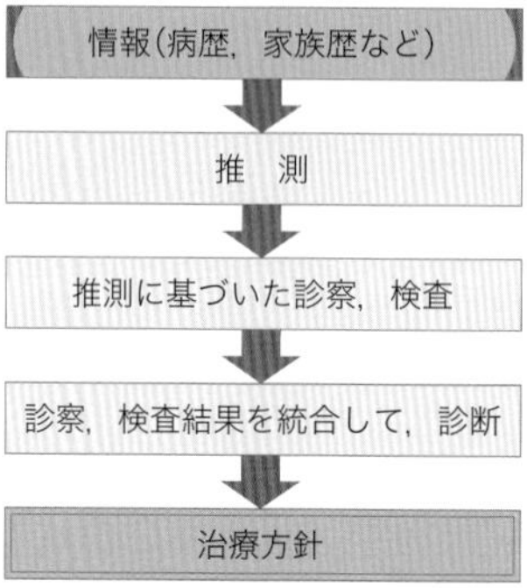

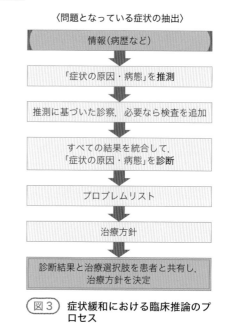

〈問題となっている症状の抽出〉

情報（病歴など）

⬇

「症状の原因・病態」を推測

⬇

推測に基づいた診察，必要なら検査を追加

⬇

すべての結果を統合して，
「症状の原因・病態」を診断

⬇

プロブレムリスト

⬇

治療方針

⬇

診断結果と治療選択肢を患者と共有し，
治療方針を決定

情報（病歴，家族歴など）

⬇

推　測

⬇

推測に基づいた診察，検査

⬇

診察，検査結果を統合して，診断

⬇

治療方針

（図2）病気の治療における臨床
　　　推論のプロセス

（図3）症状緩和における臨床推論のプ
　　　ロセス

態度から自らの考えへと患者を導く態度まで，さまざまなスタイル―も影響します．

　それでは，それらを引っくるめた，いわば医師の総合力によって目の前の患者の緩和ケアの質が大きく影響されることに対し，看護師が患者のためにできることは何でしょうか．

　図3のプロセスをみると，症状緩和の質を決める通過点は複数あることがわかります．その通過点ごとに，看護師が医師の治療方針決定をサポートできるはずです．

　症状緩和において，医師が治療方針を決定するにあたり看護師が不足を感じるようなら，図3のどの段階が不足しているのかチェックし，その段階の情報や知識を補えばいいのです．

　医師が患者から困っている症状を十分聞き取れないことがあります．症状緩和に薬物療法が必要な場合には，患者が困っていることを医師に伝える必要があります．病歴のなかに，医師が見過ごしてしまっている情報があるかもしれません．情報を補うことで症状の原因・病態の見直しにつながることは少なくありません．また，症状の原因・病態について推測するための知識や経験においても，看護師の方が経験豊富であれば治療選択肢においても優れているでしょう．どの職業においても，最初から経験豊富な人は世の中に存在しません．

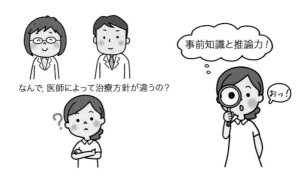

臨床推論を行うために

　経験豊富な医師や看護師は，患者の病名と症状だけで，プロブレムリストが明確に浮かびます．それは「即座」と言っていいほど，直感的なものです．診察や検査はそれを確認するためのものでしかないと言ってもいいことが大半です．

　でも，そこまで経験を積むには，時間と症例数が必要だからまだ私には無理だ，とは思わないでください．時間や症例の数だけではなく，質が問題です．症例数をたくさん積めば，自然と事前知識と推論力は高まりますが，同じ症例数であっても一例一例どこまで深く関われるかによって，到達する速さやレベルは当然異なります．

　今この目の前の患者にできる限り質の高い緩和ケアを提供するには，できるだけ早く能力を上げることが必要です．それには，一例ずつ図3のような臨床推論を試みるとよいでしょう．自分の推測が当たることも，大きく外れることもあるでしょう．最初のうちは，全く知らない事象ばかり経験することになるでしょう．それらを記憶にとどめ蓄積し，整理していくことが，最短の時間で経験を最大限に活かすことになるのでしょう．症例をその場限りの業務として漫然と通過するのとは，熟練するスピードにはおのずと差がつきます．

　1つ，患者に強い眠気があった場合の臨床推論のプロセスを例に挙げますのでご参考になればと思います（図4）．

　質の高い緩和ケアに必要なのは，①問題となっている症状，②症状の原因・病態，③適切な治療方針です．これらすべては，目の前の患者の中にヒントがあります．また自分の経験だけでは限界があります．書籍や経験豊富な先輩から貪欲に学ぶことも重要です．

　推論と言うと，不確かに見えるかもしれませんが，推論と質の高い医療とは不可分です．

　最良の医療とは，**実際の答えがわかる前に答えがわかっていることです．この域に達するには，事前知識と推論力が必要です．**以降の各章における薬の解説も，推論のための事前知識なのです．

〈問題となっている症状：強い眠気〉

病歴：2ヵ月前，激痛で入院をしてオピオイドを増量し，鎮痛された．
　　　鎮痛のために，放射線治療を終了し，2週間前に退院し，その後眠気が徐々に増強

「症状の原因・病態」を推測：
・放射線治療後のオピオイド過量による眠気
・電解質異常
・肝または腎機能障害
・脳転移

推測に基づいた診察，必要な検査の追加：　眠気の随伴症状の確認，血液検査，脳CT

診断：検査上異常がないため，「放射線治療後の鎮痛に伴うオピオイドの相対的過量投与
　　　による眠気」

プロブレムリスト：放射線治療後のオピオイド過量による眠気

治療方針：オピオイドの減量

図4　症状緩和における臨床推論のプロセス例

緩和ケア薬を用いて症状を緩和する患者へのケアの考え方

はじめに

　緩和ケアを受ける患者の症状を緩和するために，薬物療法は欠かせない重要な治療法です．

　個別的な患者の症状に適した薬剤の種類や量を選択していくためには，患者の症状の状態や生活への影響を観察し，薬剤が効いているのかどうかを評価していく必要があります．看護師は患者のベッドサイドに一番近い存在ですから，こういった観察を得意としています．

　そして，観察したことを医療チームでタイミング良く共有できれば，患者にとってより効果的な症状緩和につながります．

　皆さんは，症状緩和のために薬物療法を受けている患者をどのように観察しているでしょうか．日々の観察が，処方されている薬剤を患者が正しく内服しているか，正確な投与ができているか，症状の強さが数値でどのくらい変化したかの確認などにとどまってはいないでしょうか．

　看護師の観察の視点をより良いものにするためには，患者にどうしてその薬剤が使用されているのか，医師がどういった推論をして薬剤が選択されているのかを理解すること，そして選択された薬剤に関する知識をもつことだと考えます．さらに，看護師自身が幅広い薬剤の知識をもち，症状の病態生理を踏まえて観察することで，看護独自の推論もできるのです．しかし，看護師の推論は医師の推論とは異なり，患者のニードや生活情報が加味されています．ベテランの看護師は豊富な臨床経験から個別の患者に適した看護を導き出すことができますが，新人看護師や経験の浅い看護師はそうはいきません．ここでは，薬物療法を受ける患者をケアする際の看護のあり方について考えてみたいと思います．

看護行為を導き出す看護師の臨床判断のプロセス

　まず，看護師が患者のケアおよび看護行為を見出していく一連のプロセスを，臨床判

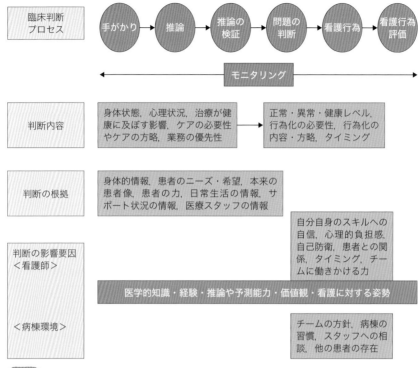

（藤内美保ほか：看護師の臨床判断に関する文献的研究―臨床判断の要素および熟練度の特徴―．日本職業・災害医学会会誌 **53**（4）：217, 2005 より許諾を得て転載）

図1　臨床判断の要素

断のプロセスに基づいて考えてみることにします．

　臨床判断は，「患者のデータ，臨床的な知識，状況に関する情報が考慮され，看護師の認知的な思考と直観的な捉えから，患者のケアについて決定すること」とされています[1]．そのプロセスは図1に示すとおり，手がかり，推論，推論の検証，問題の判断，看護行為，看護行為評価と進んでいきます[2]．しかし，臨床判断をしてケアに結び付けていくという一連のプロセスは，どの看護師でもこのようにいくということではなく，経験年数，知識，患者への関心などによってさまざまです．

　たとえば臨床経験が豊富なベテラン看護師や中堅看護師は，さまざまなパターンを経験しているため，類似した経験や実践から獲得した知識をもっており，手がかりとなる情報をうまくキャッチすることもできますし，継続的なモニタリング（観察）を行うこともできます．また，判断の根拠となる知識や経験をもとに，的確な推論を行うことができます．

　しかし，臨床経験が少ない看護師は，経験や実践から獲得した知識が不足しているため，パターンをうまく描くことができません．そのため，気づきが少なく，手がかりを見逃してしまい，何が起こっているのかの理解が不十分となってしまいます．こういった状態では，患者を理解するために必要な情報や知識がないので，推論をしようにもうまくできません．結果として，推論が少ないために看護行為も限られたものになってしまいます．では，経験の浅い看護師はどのようなことに注意すれば，このつまずきの部分を少しでも改善することができるのでしょうか．

　がん患者は，がん専門病院やがん診療連携拠点病院だけでなく，一般の総合病院や大学病院にも多く入院・通院しており，痛みをはじめとしたいろいろな症状の緩和を必要としています．そのため，経験の浅い看護師でも，症状を緩和して，患者の生活が維持できるような看護を行っていくことが求められています．

　そこで，ベテラン看護師がこれらの症状に対して緩和のためにどのような臨床推論をしているのか，看護師が頭の中で考えていること（パターン）を示すことにしました．こうすれば，経験の少ない看護師も特徴的なパターンを理解することができると考えたからです．このパターンを知り，それを使っていけるようになれば，患者の症状緩和に有効な看護ケアを導き出すことができるのではないでしょうか．

緩和ケア薬を用いて症状を緩和する患者へのケアを看護師が導き出すプロセス

　症状緩和に薬物療法を行う患者へのケア内容を導き出すまでの，看護師の特徴的な臨床判断のプロセスとはどのようなものでしょうか．看護師の気づきや推論をより良いものとし，患者に個別的な看護を導き出す際に，患者の病態生理や治療内容などに関する医学的知識をもつことは重要です．医学的知識のなかでも，薬剤に関する知識をどのように使って思考していけばよいのかについて考えてみましょう．

▶ケアの出発点であり，手がかりになる「気づき」の力を身につけよう

　症状をもつ患者のケアを行う際に，どのようなことをまずキャッチすればよいのでしょうか．看護師の直感で気になったことはスルーせず，立ち止まって，「あれ，どうして？」と考えてみましょう．こういった「気づき」は，患者に関心を寄せる姿勢を看護師がもつことで拾い上げることができるようになります．またここでは，患者の置かれた文脈（状況）を看護師が察知し，「こういった状況なら，こうかな」という推測をもつことで，その推測との違いによって，「あれ？　どうして？」などの「気づき」が広がります．

　言語によるコミュニケーションだけでなく，患者の表情や身体の状態，生活行動など

も観察して患者をとらえることが大切です．

　たとえば，予後が週単位になっていて食欲の低下がみられ，経口摂取がほとんどできなくなってきた患者 X さんの口元は，口唇がカサカサ，口腔内も乾燥していてしゃべりづらそうです．この X さんの口元の様子が気になること，これはとても素晴らしい「気づき」です．

　この気づきが，「このような口元の状態で，X さんは経口の医療用麻薬をちゃんと飲めているのだろうか」という疑問につながります．そうしたら次は，口腔内の乾燥の状態や嚥下の状態について X さんに質問したり，さらに観察するといったことができていきます．また，X さんのレスキュー薬はどんな剤形だったかな，と考えてみることもできるでしょう．粉薬のレスキュー薬であれば，X さんは今の状態でレスキュー薬を飲むことができるでしょうか．口元の乾燥といった「気づき」から，どんどん X さんに近づく観察や情報収集ができていきます．その結果，口腔内が乾燥して経口の医療用麻薬が飲みにくくなっている，ということがわかってくると，口腔ケアをしっかりして口腔内の乾燥を防ぎ飲み込みやすい状態を作る，あるいは医療用麻薬やレスキュー薬の剤形変更を医師に相談するなど，適切な看護ケアにつながっていきます．

▶気づいたら，質問して確認し，患者の主観的な語りを得ていこう

　看護師の「気づき」で気になったこと，あれっと思ったことは，そのままにせず患者に確認してみましょう．前出の X さんの場合，口の渇きはどうか，錠剤が飲みにくくないか，さらにレスキュー薬の粉薬の飲みにくさはどうか，といった質問が生まれてきます．

▶フィジカルアセスメントしてみよう

　看護師は，視診・聴診・触診といったフィジカルアセスメントの技術を用いて患者に接近することができます．あれっと思ったことを患者自身に質問すると同時に，フィジカルアセスメントの技術を用いて，その裏付けとなる観察を行い，情報を豊かにしていきましょう．

　緩和ケア薬の使用では，副作用も避けられないことがあり，看護師のフィジカルアセスメントの技術で正常・異常の判断ができれば，異常の早期発見につながります．X さんのように医療用麻薬を服用していれば，便秘は避けられない副作用です．排便の回数チェックだけでなく，お腹の状態を視診・聴診・触診を使って観察していきましょう．

▶検査データや画像所見もみてみよう

　血液検査データや画像所見を，診療録でみてみましょう．緩和ケア薬の使用では，血液検査データ値で注意してみていかなければならない数値があります．それぞれの薬剤の知識をもつことで，着目するデータ値も整理されていきます．

　画像の所見はどういったことを示すのか，経験の浅い看護師では判読に難解さが伴う

ため，どうしても避けてしまう傾向にあるのではないでしょうか．しかし，苦手意識をもたず，勇気を出して，医師や経験豊富な看護師に質問してみてはどうでしょうか．

▶ 看護の臨床推論の視点をもとう

「気づき」や患者からの主観的な情報，フィジカルアセスメントや検査所見から得られた情報を統合して，患者の状態をアセスメントしていきます．どんなケアが適切なのかを判断していく際に必要なのが，臨床推論です．臨床推論は，今までは，医師が診断に至るまでの思考プロセスとも言われていました．しかし近年になって，看護師の特定行為研修や高度看護実践者の教育において，臨床推論という言葉が使われるようになりました．そこでは臨床推論は，患者の臨床的な問題について，専門的知識や技術を用いて情報を収集し，分析し，問題解決に関する意思決定をするという一連の思考過程であると言われています[3]．また，臨床推論は治療者と患者の相互作用の過程として定義されています[3]．臨床推論が，医療者主体ではなく，患者と医療者の相互作用によるということはとても重要な点です．患者と人間関係を構築することによって，得られる情報の量が増えていくことは皆さんも体験していることではないでしょうか．「気づき」をスタートとして，患者と人間関係を構築し，持ち前の知識も使って情報収集することで，この推論は成り立つのです．

緩和ケア薬を使用している患者の推論では，患者が自身の症状をどうとらえているのか，といった患者にとっての症状の意味が理解できると，「どうして患者は痛いのにレスキュー薬を使わないのだろうか？」といった疑問に対しても，対応の手がかりをつかむことができます．「この前患者と話をしたときに，『医療用麻薬は体に良くないと思っているため，身体に悪いことはしたくない』という思いを話してくれた．だから，これ以上医療用麻薬の量を増やしたくないのだと思う」というような患者の思いを知っていれば，レスキュー薬を使わない患者の意図を読み取ることができ，その行動を理解することができます．そのほかにも「何が患者に適した薬物療法を妨げているのかな？」といった疑問では，患者個別の理解や解釈があり，話を聴くことで患者が考えていることが理解できます．

また病態生理や薬剤の知識は，今の患者の状態を推論するだけでなく，今後起こりうることの推論にも役立ちます．所属している病棟や外来でよく遭遇する患者の疾患や症状，それらに対して使用される薬剤については，少しずつ知識を増やしていきましょう．知識があれば，関連する情報を得ることができますから，推論もより患者に適したものになっていきます（図2）．

▶ 臨床推論したことの検証から問題を判断しよう

経験の浅い看護師は，自分の行う臨床推論に確信がもてないことも多いと思います．そういったときはそのままにせず，患者に直接確認したり，医師やほかの看護師，薬剤

病態，治療，症状のメカニズム，出現形態，薬物についての知識，ケアに関する知識と技術をもつ，セルフケア能力の査定ができる

関心を寄せ気づく力をもつ
聴く力をもつ
文脈を理解する
患者の軌跡を理解する
患者の体験と意味がわかる

バランス良く

緩和ケア薬を用いて症状緩和をする患者の看護における
臨床推論では，看護師である私自身が重要な存在なのです

図2　緩和ケア薬を用いて症状緩和をする患者の看護における
臨床推論に必要とされるもの

師に相談してみましょう．

　高齢の男性患者Yさんは，腰椎への骨転移で生じているがん疼痛の緩和目的で入院しており，医療用麻薬のローテーションを行っているところです．看護師はある日，明け方にベッドに座り腰をさすっているYさんの様子に気づきました．ほかの看護師に聞くと，やはり同じ光景を目撃していました．Yさんに痛みについて聞くと，「うーん，まぁこんなものかな．もともと腰痛もあるしね，年寄りだから早起きになってね」と話されました．看護師は，我慢強いYさんの人柄や腰をさする様子も気になり，高齢のため早く起きるのとはどうも違うのではないかと考えました．持病の腰痛とがん疼痛の区別が難しく，痛みの評価も難しいのではないかと考え，Yさんの腰痛のメカニズムについて再度，画像所見をみてみることにしました．その結果，やはり変更された医療用麻薬の効果が朝方に切れて，痛みが出ているのではないかと考えるに至りました．また，変更前と後のオピオイドの量を換算してみたところ，変更前と同量であることがわかりました．やはり，Yさんの持続痛は明け方には十分に緩和されていないようです．そこで看護師は，明け方の腰痛について，どのような痛みなのか，痛みのアセスメントについてYさんと改めて具体的な話をすることにしました．特に，痛みの表現に困っていないかについて確認することにしました．我慢強いYさんに，痛みを表現してもらうことで薬剤の調整がうまくいき，早く退院できるようになることを伝えてみようと考えました．それと同時に，投与されている薬剤について医師と話し合いをする機会をもつことにしました．

▶提供した看護は評価しよう

　気づきから患者に関心を寄せ，個別的な情報を得て，医学的な知識から病態や薬剤に

ついて検討することで，患者に適した臨床推論が導かれます．その推論に沿って看護行為を計画していくわけですが，看護行為の後に評価をすることで，自身が行った推論が適切であったか振り返ることができます．臨床推論をしたから見え，解決につながったという経験が看護師のなかに蓄積されていけば，実践的な知識も増えていくのです．

おわりに

　緩和ケア薬を使用している患者に対する看護行為を導き出す，看護師の思考の過程について記載してきました．

　臨床推論は，これからの時代に看護師に求められていく能力だと思います．しかし，科学的な知識だけでは看護の臨床推論は成り立ちません．看護師の臨床推論には，患者-看護師関係や，看護師の在り様が大切であることも念頭に置いておきましょう．症状が少しでも緩和されて，その人のもつ希望がかなえられるように看護ができればよいと考えます．

文　献

1）Corcoran SA：看護における Clinical Judgement の基本的概念．看護研究 **23**（4）：351-360，1990
2）藤内美保ほか：看護師の臨床判断に関する文献的研究―臨床判断の要素および熟練度の特徴―．日本職業・災害医学会会誌 **53**（4）：217，2005
3）Higgs J, Jones MA：Clinical reasoning in the health professions. In：Clinical Reasoning in the Health Professions, 2nd ed. Butterworth-Heinemann, pp.3-14, 2000

第Ⅱ章

がん疼痛を緩和する！

1 がん疼痛に対する薬剤選択の考え方

アセスメント編

✤ 問診に入る前に，まず医師が考えること―予測を立てる（図1a）

　医師は，痛みのあるがん患者を治療するときに，まず「痛みの原因は何か？」ということを考えます．なぜなら，痛みの原因をある程度予測することにより，問診やフィジカルアセスメントの内容が変わるからです．

　たとえば脊椎骨転移による痛みと予測されれば，デルマトームに一致した神経障害性疼痛や麻痺がないかを確認します．また，画像で腸腰筋への浸潤がみられれば，股関節伸展時に大腿の痛みが増強しないかを確認します．股関節伸展時に増強する痛みは，腸腰筋症候群の特徴だからです．同様に，膵がんによる痛みや鎖骨上リンパ節転移による痛みであれば，仰臥位で痛みが増強しないか，頭蓋底浸潤による痛みと予測されれば，脳神経症状についてフィジカルアセスメントをするなどです．

　このように，痛みの原因を予測することで問診やフィジカルアセスメントの内容も変わってきます．こうした予測こそが，"的確なアセスメント"に直結するのです．

　こうして，患者を診察する前には診察する内容が自然に頭に思い描かれ，おおまかな治療方針もおぼろげに浮かんでいます．もちろん，実際診察してみたら，予測あるいは想像とは異なった状況だったということもあります．また，病状の変化によって痛みの原因も治療方針も大きな軌道修正を迫られることもあるでしょう．しかし，だからといって予測することの意義は少しも小さくなりません．

✤ 痛みの原因を予測するために，医師がする3つのこと（図1b）

　痛みの原因を予測するために，まず医師がすることは，**1に痛みの場所あるいは範囲の確認，2に画像所見の確認，3に病歴の確認**です．

　痛みの場所は，痛みの原因を診断するために最も重要な情報源です．そして画像上の腫瘍の場所と痛みの場所が一致していれば，痛みの原因は，まさに画像上の腫瘍です．

　逆に，痛みの場所を説明できる病変が画像上になければ，**病歴**を確認します．整形外

ⓐ 痛みの原因を同定しておくことで，予測を立てて診察へ

痛みの原因は何かな？ ━━▶ 的確なアセスメント ━━▶ 治療方針を予測*

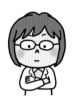
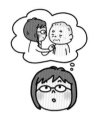
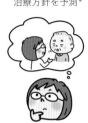

ⓑ 痛みの原因の予測をするときの頭の中身

● 痛みの場所を確認
神経障害性疼痛が疑われるときは，
痛みの範囲（デルマトーム）を確認

● 画像所見との関連を確認

● 病歴から，非がんの痛みが混在していないか確認

━▶ 痛みの原因・病態を予測
↓
大まかな治療方針を予想
↓
いざ，診察！

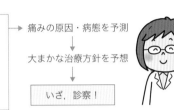

図1 医師の頭の中身

*：予測の例としては…
「内臓痛だから，オピオイドの増量でいけそうだな」
「神経障害性疼痛が混在しているから，鎮痛補助薬が必要になるかもな」
「骨転移による痛みだから，（脊椎転移の場合）デルマトームに合致した神経障害性疼痛の合併はないか確認が必要だな」

科的な疾患や手術歴などによる慢性的な痛みが原因になっていないか確認します．ヒントになる病歴が見当たらなくても，看護師が患者から聞き取った話から，たとえば長年の肩こり，腰痛でマッサージに通っていたが今は人工肛門がついたためマッサージに行けなくなって痛みがひどくなった，というような記述が助けになることは少なくありません．

　以上のように，医師は痛みの診療をする前に，**痛みの場所**と**画像所見**，**病歴**を確認し，痛みの原因をある程度予測します．

▶ 診察前に画像所見を確認するもう1つの理由

　骨転移の有無を確認するためです．もし手元にある画像所見で骨転移がみられ，病的骨折や麻痺のリスクが予想される所見であれば，侵襲的なフィジカルアセスメントを避けなければなりません．侵襲的なフィジカルアセスメントの例としては，脊椎転移のある患者に，痛みがあるにもかかわらず座ったり立ってもらったりするような，結果的に長引く痛みを誘発してしまうような診察です．

✤ 痛みの原因による治療方針の相違

アセスメントや治療方針決定までの流れを予測する際に必要な知識があります．それは，痛みの原因や病態による治療方針の相違です．

たとえば「心窩部の痛みで，画像で胃への浸潤がある．内臓痛だから，不快な眠気がなければ，このまま定時オピオイドの増量だな」「上肢の痛みで，画像で肺尖部に腫瘍浸潤があるから腕神経叢浸潤が混在していそうだな．鎮痛補助薬やメサドンが必要になるかもしれないな」といった具合です．

疼痛治療の第一歩が痛みの原因を特定することである理由，それは原因によって治療方針が異なってくるからです．治療方針がどのように異なってくるか，**3つの痛みの分類**を押さえておくとよいでしょう．

1つめは，がん疼痛か非がんの痛みか，2つめは，内臓痛か，体性痛か，神経障害性疼痛か，3つめが難治性疼痛かの判断です．患者の体験している痛みをこのように分類してこそ，質の高い緩和ケアが実現します．

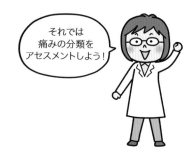

それでは
痛みの分類を
アセスメントしよう！

▶がん疼痛か非がんの痛みか

がん患者が体験する痛みは，がん自体による痛みだけではなく，がん治療による痛み，がんに関連する痛み，がんには関連のない痛みがあります（図2）[1]．がん自体による痛みと非がんの痛みでは，治療方針が異なります（表1）[2]．痛みの原因が，がんそのものによる痛み，つまりがん疼痛か，それ以外の痛み，つまり非がんの痛みかによって治療方針は大きく異なります．

がん疼痛は，オピオイドとレスキュー薬を積極的に使用して鎮痛に努めます．一方，非がんの痛みは，オピオイドの使用はできる限り控え，使用しても低用量かつ短期間にとどめ，レスキュー薬の使用も避けます．

●やはり画像所見

1つは，先に述べた画像所見の確認です．患者が訴える痛みを裏付ける部位に腫瘍浸潤がなければ，非がんの痛みを念頭に置きます．腰痛が主訴だが，腰部に腫瘍浸潤がな

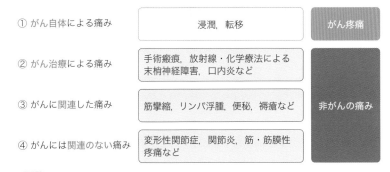

① がん自体による痛み ── 浸潤，転移 ── がん疼痛

② がん治療による痛み ── 手術瘢痕，放射線・化学療法による末梢神経障害，口内炎など

③ がんに関連した痛み ── 筋攣縮，リンパ浮腫，便秘，褥瘡など ── 非がんの痛み

④ がんには関連のない痛み ── 変形性関節症，関節炎，筋・筋膜性疼痛など

図2 **がん患者の痛み**

がん患者の痛みは，がん疼痛だけとは限らない．
（余宮きのみ：がん疼痛緩和の薬がわかる本，第3版，医学書院，p.3，2019より引用）

表1 **がん疼痛と非がん性慢性疼痛のオピオイド治療**

	がん疼痛	非がん性慢性疼痛
適応	中等度以上の痛みなら早期にオピオイドを導入する	ほかに手段がない場合のみに限定される
目的	痛みの緩和	QOL の改善
使用方法	痛みが緩和されるまで，十分増量する	モルヒネ経口換算で60〜90mg/日以上は専門医に相談する
レスキューとしての速放製剤の使用	推奨される	推奨されない

（余宮きのみ：よい質問から広がる緩和ケア，南江堂，p.13，2017を参考に作成）

いな，画像上は重度の骨粗鬆症だな，ということであれば「痛みの原因の1つとして骨粗鬆症があるかもしれない」といった予測をすることができます．

● **そして問診**

このように，がん疼痛と非がんの痛みの鑑別には画像所見が大いに参考になるのですが，画像上，腫瘍浸潤があるからといってがん疼痛とは限らないことに注意します．非がんの痛みも混在していることがあるからです．特に注意すべきは，胸部の痛みです．しばしば経験される例として，胸部に対する手術後の痛みが遷延して生じる遷延性術後疼痛があります．乳がんや肺がんの手術歴があり，胸部に腫瘍が再発した患者の痛みを，がん疼痛と考えオピオイドや鎮痛補助薬などを使い，増量しても一向に痛みが良くならない．実は，痛みの始まりは5年前の術後に遡り，痛みの場所をよく確認したところ，術創に沿っていた，ということがあります．逆に，遷延性術後疼痛だと考えてオピオイドは積極的に使用せずにいたら，定期的な画像撮影で実はがんが再発していたことに気づいた，ということもあります．

　こうしたことを避けるには，問診時に「痛みの始まり」あるいは「いつから痛みが強くなったか」を必ず確認します．

問診例：この痛みはいつからですか？
患者Ａ：先週から徐々に強くなってきました➡がん疼痛かな？
患者Ｂ：先週，転んだときからです➡骨転移があるから，病的骨折や脊髄圧迫を生じていないかな？
患者Ｃ：手術の後からずっとです➡遷延性術後疼痛だな
患者Ｃ"：もともと数年前の術後から痛みはありましたが，1ヵ月前から強くなりました➡遷延性術後疼痛にがん疼痛が加わってきていないか確認が必要だな
患者Ｄ：抗がん剤が始まってからです➡両手足のしびれだから，化学療法による末梢神経障害だな
患者Ｆ：もうこれは20年前からの腰痛です➡整形外科的疾患で非がんの痛みかも．少なくとも筋筋膜性疼痛のフィジカルアセスメントはしておこう

▶内臓痛か，体性痛か，神経障害性疼痛か

　痛みは，ダメージを受けている組織によって，内臓痛，体性痛，神経障害性疼痛の3種類に分類できます．治療方針を考える際には，痛みがどの分類に当てはまるかについて必ず考えます．

　内臓痛は，読んで字のごとく，内臓のダメージにより生じます．性状は「鈍痛」として表現されることが多く，痛む場所は「この辺り」といったように漠然としています．また内臓痛の特徴として，時に悪心・嘔吐，発汗といった自律神経症状を伴うことがあります．内臓は自律神経の支配を受けているからです．内臓痛には，非オピオイド，オピオイドといった鎮痛薬が有効です．痛みが強くなっても，オピオイドを増量していけば十分鎮痛が得られるため，3つの痛みのなかで最も鎮痛が得られやすいと言えます．もし，オピオイドを増量しても眠気ばかり増えて鎮痛が得られないならば，内臓痛以外の痛みが混在している可能性を考えます．

　体性痛は，皮膚や骨，筋肉，結合組織など体性組織のダメージの結果生じる痛みです．体性痛の性状は，「ズキズキする」といったような「鋭い」痛みであることが特徴です．また，動かしたり圧迫すると痛みが増強するのも特徴です．体性痛も，**安静時の痛み**には非オピオイド，オピオイドといった鎮痛薬が有効です．一方，**体動時痛や圧痛**では，オピオイドでは十分な効果は得られにくく，増量すると眠気ばかり強くなるので，痛みを誘発しない動き方を習得するためのリハビリテーションや放射線治療などの局所に対する対応が必要になります．ただし，体性痛のなかでも筋肉による体動時痛では，筋弛緩作用のある薬剤（クロナゼパムなどのベンゾジアゼピン系薬，バクロフェンなどの筋弛緩薬）が有効なことがあります．

　神経障害性疼痛は，神経組織がダメージを受けて生じる異常な体性感覚です．腫瘍に

表2 痛みの分類

	侵害受容性疼痛		神経障害性疼痛
	体性痛	内臓痛	
痛みの部位	骨，筋肉，皮膚	内臓	神経
痛みの範囲	ピンポイントで限局的	局所ではなく，広範囲であいまいなことが多い	神経の支配領域
痛みの特徴と随伴症状	動かすと痛みが増す．圧痛がある	悪心・嘔吐，発汗を伴うことがある	感覚鈍麻，感覚過敏，運動麻痺を伴うことがある
治療	鎮痛薬が有効．体動時痛には鎮痛薬以外の治療も必要なことが多い	鎮痛薬が有効	鎮痛薬に加えて，鎮痛補助薬が必要なことがある
痛みの表現	うずくような，ズキズキ，ヒリヒリ，鋭い痛み	重い痛み，鈍い痛み，ズーンとした，押されるような	ビリビリ，電気が走るような，しびれる，ジンジン，やけるような

（余宮きのみ：がん疼痛緩和の薬がわかる本，第3版，医学書院，p.4，2019より引用）

よる神経の圧迫や直接浸潤，あるいは神経周囲への腫瘍浸潤が原因となります．神経には電気的な信号が流れています．そのような神経伝達が断線したり，ショートを起こして異常発火するようなイメージです．そのため痛みの性状も，ビリビリ，電気が走るような，電撃痛，灼けるような，しびれる，ジンジンといった，特徴的な性状となります．また，触れるだけで痛みが生じるアロディニアや痛覚過敏，感覚鈍麻などを伴うこともあります．神経障害性疼痛に対しては，オピオイドもある程度有効ですが，オピオイドだけで鎮痛しようとすると高用量必要となって眠気などを生じ，効果と副作用のバランスをとるのが難しくなります．そのため神経障害性疼痛では，しばしばメサドンや鎮痛補助薬が必要となります．

　以上のように，薬剤選択や治療方針の検討には，3つのうちどの病態の痛みなのか，あるいはどの病態の痛みが混在しているのか，考える必要があります（表2）[1]．

● やはり画像所見

　これら3つの病態を，どのように判断するのでしょうか．ここでもやはり，医師はまず画像所見を確認します．前項で述べたように，痛みの場所と画像所見の関係から，痛みの原因がわかります．痛みの原因として浸潤している組織は，内臓なのか，体性組織なのか，体性神経なのか，画像から判断します．このなかで判断の難しい組織は体性神経でしょう．体性神経のなかでも脳や脊髄は神経の塊なので，画像所見で浸潤されているかどうかはみればわかります．

　一方，末梢神経（脳神経，肋間神経，腋窩神経，腰仙骨神経など）は，実物は「タコ糸」のような形状で，CTでは描出できません．それでは，どのようにして「この痛みは腰仙骨神経叢浸潤の痛みだ」と判断できるのでしょうか．まず，骨盤内には腰椎，仙

骨につながる腰仙骨神経叢が分布しているという解剖学的知識，加えて腰仙骨神経叢の支配領域は殿部，下肢であるという神経学的な知識が前提にあります．その上で，①患者が殿部と下肢を痛がっていることと，②画像所見で骨盤内にリンパ節転移があることの両者を統合して「腰仙骨神経叢浸潤による神経障害性疼痛」と診断できるのです．そして，「この痛みは，オピオイドの増量だけでは十分鎮痛できない（この判断は p.28と p.40「Column」で後述）可能性があるので，オピオイド以外の治療も検討しないといけないな」という所まで予測して診察に臨むのです．

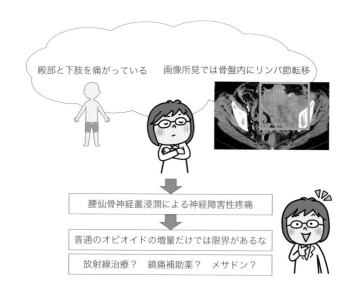

- そして問診

3つの病態を考えるときの問診としては，痛みの部位（範囲）と体動時痛の存在，特徴的な性状などが手がかりになります．

体性痛は，局在が明確で限局的です．**痛みの場所を触ります**．すると患者は，ピンポイントで痛みの部位を示します．骨転移による痛みなら，まさに転移している骨の部位が痛い．皮膚転移，筋肉転移も同じです．皮膚転移，筋肉転移であれば，体表からみて，腫れていたり，**熱感がある**こともあります．また体性痛は，体動により増悪することも特徴です．体動時痛は，オピオイドだけでは十分な鎮痛が得られず，時に難治性疼痛となることを念頭に置きます（表3）[3]．

神経障害性疼痛は，痛みの範囲が神経の支配領域に一致していることが決め手になります．たとえば，第4胸椎の転移による神経根症状なら，第4胸髄のデルマトームに沿った乳頭のレベルに帯状に痛みが生じます（図3）[4]．加えて，第4胸椎転移が脊髄浸潤していれば，第4〜9胸髄のデルマトーム以下に感覚鈍麻や運動麻痺，膀胱直腸障

表3　がん疼痛において難治性疼痛になる可能性が高いもの

浸潤部位	原因	痛みの特徴
三叉神経	● 頭蓋底浸潤 ● 頭頸部がん	● 顔面の痛み
舌咽神経痛*¹	● 頭蓋底浸潤 ● 頭頸部がん	● 嚥下時の咽頭痛が特徴的 ● 咽頭から舌根部の痛みで，しばしば耳に放散する ● 嚥下や会話などで誘発される
頸神経叢	● 頭頸部がん ● 頸部リンパ節転移 ● 肺尖部肺がん（パンコースト型肺がん）	● C2〜C4 のデルマトーム領域の痛み（後頭部，耳介後部，側頸〜前頸部，鎖骨周囲〜肩） ● ホルネル（Horner）症候群*² を伴うことがある
腕神経叢	● 肺尖部肺がん（パンコースト型肺がん） ● 鎖骨上，脇窩リンパ節転移	● C5〜Th1 のデルマトーム領域の痛み（前胸部，上肢） ● 上肢の運動障害を伴うことがある
腰仙骨神経叢	● 骨盤内腫瘍 ● 骨盤内リンパ節転移 ● 腰仙椎転移 ● 悪性腸腰筋症候群	● Th12〜L4（腰神経叢），L5〜S3（仙骨神経叢）のデルマトーム領域の痛み（鼠径部，大腿，下腿，殿部，会陰部） ● 下肢の運動障害を伴うことがある ● 悪性腸腰筋症候群：腰神経叢障害の痛みが出現し，痛みは股関節を伸展させると増強する
脊髄，神経根	● 脊椎転移による硬膜外進展 ● 脊椎転移による	● 脊髄浸潤：神経障害性疼痛レベル以下の感覚障害，運動障害，膀胱直腸障害を伴うことがある ● 神経根：障害レベルの帯状の痛み
髄膜	● がん性髄膜炎	● 髄節のデルマトームに一致した痛みが出現するが，しばしば痛みは全身に及ぶ ● 頭蓋内圧亢進症状を伴うことがある（頭痛，悪心・嘔吐，項部硬直，意識障害）
体性組織 （骨，筋肉，結合組織，皮膚）	● 体動時痛 　● 胸壁浸潤 　● 腹壁浸潤 　● 骨転移 　● 皮膚転移 　● 皮下転移	● 転移部局所の体動時の痛み

*¹ 舌咽神経痛
● 舌咽神経痛の診断基準（国際頭痛分類第3版）の概要：舌咽神経の支配領域（舌の後部，扁桃窩，咽頭，下顎角，耳）に，数秒〜2分程度の激痛（電気ショックのような，ズキンとするような，刺すような，または鋭い）が，嚥下，咳嗽，会話またはあくびで誘発される.

*² ホルネル（Horner）症候群
● 患側の縮瞳と眼瞼下垂を生じる. 眼徴候以外では，顔面の発汗低下と紅潮.
　瞳孔と瞼板筋運動を司る眼球交感神経が障害を受けることにより生じる. 眼球交感神経は視床下部から出発し，直接眼球には行かず，C8〜Th2レベルまで下行し脊髄前根を通って交感神経幹に入り上頸神経節まで至り，そこから瞳孔散大筋，瞼板筋へ達する. この眼球交感神経の経路がどこかで遮断された場合に，縮瞳，眼瞼下垂というホルネル症候群が発生する. ホルネル症候群の縮瞳は散瞳障害のため，煌々と明るい診察室では診断できない. 薄暗い所で，散瞳していない状態（つまり両目の左右差）をみないとわからない.
● 発汗低下が生じるのは，発汗運動系の交感神経は上頸神経節まで眼球交感神経と同一の伝達路を走行しているためである.
● がん患者では頸部，肺尖部の腫瘍や脊髄，頭蓋内の病変などで生じる.
（余宮きのみ：もっとうまくいく緩和ケア 患者がしあわせになる薬の使い方. 南江堂，p.136，2021 より引用）

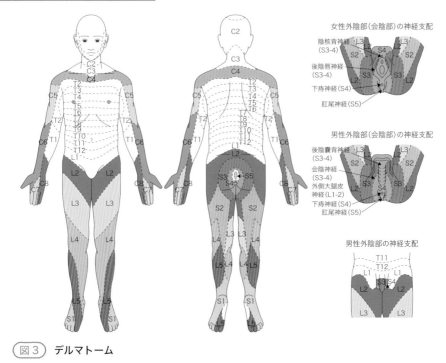

図3　デルマトーム

(的場元弘，冨安志郎：見つけよう！がんの痛みと関連痛，p.6，春秋社，2004より許諾を得て転載)

害が合併することがあります．そのほか，表3[3]に示したような神経の支配している範囲に痛みが出ます．こうしたことを知識として念頭に置いた上で，痛みの範囲を確認します．また，神経障害性疼痛では痛みの性状が「ビリビリ，電気が走るような」などと特徴的です（表4）[5]．

▶ **難治性疼痛が予測されるか否か**

がん疼痛治療の難易度は，大まかに3段階に分けて考えることができると思います．

①オピオイドを痛みに合わせて増量していけばうまくいくもの

　➡肝転移による痛み，胃浸潤，食道浸潤，がん性腹膜炎による痛みなどの内臓痛

②オピオイドに鎮痛補助薬を1〜2剤追加する程度でうまくいくもの

　➡内臓痛のうち膵がんによる痛み，神経障害性疼痛

③いわゆる難治性疼痛：かなり高用量のオピオイドが必要になり，鎮痛補助薬を3剤以上使用しても不十分で，メサドンや神経ブロックが考慮されるもの

　➡表3[3]に示すような痛み

表4 痛みの性状

鋭い	ズキズキ	脈打つような（ズキンズキン）	
ヒリヒリ	しみるような		
鈍い	重い	ズーン	ギューッ
圧迫されたような			
電気が走るような（ビリビリ）		キリキリ	ジンジン
ビーンと走るような		正座をした後のしびれるような	
締めつけられるような		針で刺すような	チクチク
チリチリ	ビリビリ	引きつるような	突っ張るような
焼けるような			
こるような	筋肉がけいれんするような		

▶ 体性痛
（局在が明瞭で体動時に増強する，圧痛）

▶ 内臓痛
（局在が不明瞭）

▶ 神経障害性疼痛
（感覚鈍麻，痛覚過敏，アロディニア，運動障害を伴うことがある）

▶ 筋れん縮による痛み
（体性痛）

痛みの性状と痛みの種類は必ずしも一致しないが，1つの目安になる.
このような表を提示すると，患者は答えやすく効率的に痛みの性状を把握できる.
（余宮きのみ：ここが知りたかった緩和ケア．第3版，南江堂，p.9，2023より引用）

③の難治性疼痛は，表3[3]に示したような神経浸潤による痛み，あるいは体性痛の体動時痛です．これらの痛みは，オピオイドのレスキューや増量が有効であれば，まずはオピオイドの増量で対応しますが，いずれオピオイドだけでは鎮痛が難しくなることを予測します．この「予測すること」が重要です.

患者の話をよく聞いていくと，「今は痛みは何とかなっているけど，段々痛みが強くなって薬が効かなくなるのではないか．のたうち回るようになるのではないか」と密かに心配していることは多いものです．オピオイド増量で対応できそうな痛みであれば「あなたの今の痛みは痛みに合わせてオピオイドを増量していけば対応できますよ」と説明すればいいのですが，難治性疼痛なのであれば，予測し先手を打って対応していくことが患者を苦しめないために必要です．そして，難治性疼痛だと予測しているからこそ，オピオイドの有効性をきちんとアセスメントしよう，ということになります．効果が不十分になった時点で，すぐに次の一手を打つことができます．次の一手とは，メサドンの導入や放射線治療，神経ブロックの検討です．これらの治療に共通するのは，専門家への相談が必要ということと，ある程度体力が維持されている患者が適応であることです．ですから，難治性になった時点で慌てて専門家に相談するのではなく，表3のような痛みは"予測して"専門家にあらかじめ相談しておくことが手遅れにならない秘訣です．そういった意味でも，痛みをアセスメントする際には，難治性疼痛ではないか，という視点をもつことが大切です.

痛みの場所・範囲を確認する

・限局的➡体性痛を疑う
・デルマトームに沿った痛み➡神経障害性疼痛を疑う

痛みの場所をみる

・腫脹，発赤がある➡炎症の存在を疑う

痛みの場所を触る

・熱感がある➡炎症の存在を疑う
・圧迫する　➡圧痛があれば体性痛を疑う
　　　　　➡心地良ければ，筋筋膜性疼痛を疑う
・軽く触る

変な感じはしませんか？　　　➡アロディニアの存在
触った感じは鈍くないですか？　➡感覚鈍麻の存在　　　あれば神経障害性疼痛を疑う

（図4）　痛みのフィジカルアセスメント

✿ いよいよフィジカルアセスメント（図4）

　以上の3つの分類をしていくために，問診に加えて，フィジカルアセスメントを行います．まず患者に痛みの場所を問診する際に，同時に痛みの場所をじかに見せてもらい，触ります．

　痛みの場所を確認する際に，体動時痛などがある患者では，その場所を見せる姿勢をとるまでに痛みを誘発することがあります．その場合には，検者の体で痛い場所を触ってもらうとよいでしょう．あるいは，筆記ができる患者なら，人体図に痛みの場所を記載してもらってもよいでしょう．痛みの部位が限局的であれば体性痛が疑われますし，デルマトームに沿った痛みであれば神経障害性疼痛を疑うことができます．

　可能であれば，痛みの場所をじかにみて触ります．皮膚表面をみて，腫脹，発赤，熱感があれば，炎症の存在が疑われます．圧迫して圧痛があれば体性痛を疑うことができます．また筋筋膜性疼痛は頻度が高いので，こっている部分（索状物）を圧迫してみて心地良いか尋ねてみます．「気持ちがいい」「こってるんです」という言葉が聞かれるようなら，筋筋膜性疼痛による痛み，あるいはがん疼痛に筋筋膜性疼痛が混在していることを念頭に置きます．神経障害性疼痛を疑うときには，軽く触ります．そのときに「変な感じはしませんか？」と質問しながら触ります．「変な感じがします」「触れると痛いです」という返答であればアロディニア．同時に「触った感

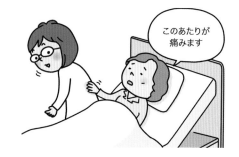

このあたりが
痛みます

じは鈍くないですか？」などと感覚鈍麻の有無を尋ねます．アロディニアや感覚鈍麻があると，神経が傷害されている可能性が高いので，神経障害性疼痛の可能性が濃厚になります．

　また，痛みの分類とは少し話題が異なりますが，**脊椎転移が進行して脊髄まで傷害が及んでいる場合には，傷害されている椎体レベルから1〜5椎体下あたりから，下半身全体にかけて感覚鈍麻あるいは感覚脱出がある場合があります．この場合には，運動麻痺，膀胱直腸障害を伴うことが多いでしょう（脊髄横断麻痺）**（図5）．

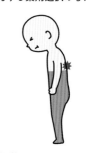

図5　脊髄横断麻痺

筋筋膜性疼痛について

　筋筋膜性疼痛は非がん疼痛ですが，がん患者ではしばしばみられます．その原因は，がん疼痛による左右前後の姿勢のアンバランス，長期臥床，術後の体構造の左右のアンバランス，医療機器（ドレナージチューブ，ストマなどの装具，腎瘻などのカテーテル，注射，ポンプ類などの医療用デバイス）などにより姿勢や体位が固定されやすいことです．

　たとえば，片側の鎖骨上リンパ節が腫大している場合，リンパ節転移によるがん疼痛に加えて，頸部〜頭部にかけての筋筋膜性疼痛を伴う，といったことはしばしばみられます．診断基準としては，「触診で圧痛を伴う結節を触知すること」「圧痛に再現性があること」などとされます．実際には，筋肉を圧迫すると「心地良い」「温めると楽」「こったような痛み」などと表現されることで診断されます．筋筋膜性疼痛は，非がんの痛みで，オピオイドによる鎮痛ではなく，非薬物療法（マッサージ，トリガーポイント注射，温熱療法，電気刺激療法，理学療法）が主体となります．患者が薬物を希望した場合には，非オピオイドや筋弛緩作用のある薬剤（バクロフェン，クロナゼパムなどのベンゾジアゼピン系薬）などが選択肢となるでしょう．

　筆者は，首から肩，腰背部にかけて筋肉に沿って軽く触診をして，筋肉内の硬結と圧痛の有無を調べるようにしています．丁寧なタッチングを兼ねた診察となり，信頼関係にも役立つと感じています．

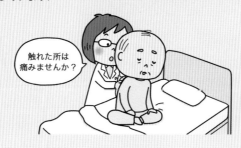

触れた所は
痛みませんか？

目標の共有編

　アセスメントを行った後，アセスメントに基づいて治療を始めます．治療開始の際に，患者と治療目標を共有するようにします．目標設定や目標の共有は2つの点から重要です．

❖ 疼痛強度の目標を問診する

　苦痛とは，今と目標のギャップです．今はNRS 4で目標もNRS 4であれば，疼痛治療に満足していることになります．目標がNRS 3であれば，あと一息の鎮痛でよいかもしれません．目標はNRS 0，1ということなら，かなりつらいということです．より迅速な対応が必要になるので，いったん持続注射にする，といった選択肢も出てきます．このように，今と目標のNRSを把握することで，症状に対する余裕や緊急度を推し量ることができます．

　また，持続痛はNRS 4で大丈夫だが，NRS 8の突出痛を楽にしたい，ということもあります．この場合には，突出痛の種類と病態に応じたアセスメントと治療やケアを検討することとなります．このように，現状の苦痛だけではなく，目標を確認することで，随分と処方や対応方法が変わってくるのです．

質問例：「どれくらいであれば穏やかに過ごせそうですか？」

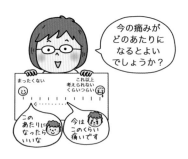

▶数字の意味は，患者によって違う

　ここで注意したいのは，数字の意味は患者によって異なることです．「NRS 4はかなりつらい，穏やかに生活できない．でも3だと楽で穏やかに過ごせる」，ということがあります．数字上のギャップは1と小さな数字であったとしても，患者によっては大きな差であることもあるのです．患者にとっての数字の意味を理解して対応します．

✤ 薬物療法による鎮痛の目標を共有する

目標を共有する意味は，もう1つあります．

疼痛治療の目標は，重要度の順に①夜間睡眠がとれるように，②持続痛（安静時痛）の鎮痛，③突出痛（体動時痛）の鎮痛，と段階を追って考えるとよいでしょう．このうち，①と②は多くの場合で達成可能ですが，③の突出痛のうち，体動時痛あるいは一定の姿勢による痛み（ここでは姿勢時痛と呼びます）は，薬物のみでは鎮痛が得られないことが多くあります．特に骨転移などの体性痛による体動時痛，姿勢時痛は薬物以外の対応が必要です．具体的には，放射線治療や，痛みを誘発する動作や姿勢を回避できるようにするためにリハビリテーションやケアを活用します．そういったことを患者と共有しておくことで，漫然とオピオイドを増量して眠気によりQOLを低下させてしまうことを避けることができます．特に骨転移による体動時痛がある場合には，眠気が強くなると痛みを回避して慎重に体動するといったセルフケアが低下してしまうため，かえって体動時痛が強くなります．それだけではなく，転倒し病的骨折ということにもなりかねません．

医療者は骨転移の状況から「安静時痛は鎮痛薬でとり，体動時痛はコルセットをつけて車いすで移動」と考えていても，患者は「鎮痛薬で痛みを早くとって，以前のように装具もなく歩けるようになること」を目標としていたとしたら，いつまで経っても患者の満足は得られないどころか，不安や不信感を招くことになります．

✤ 実現可能な目標を共有する

患者の目標が実現不可能なことがあります．脊椎転移による体動時痛がある場合などによく経験されます．脊椎転移が硬膜外に進展している，あるいは脊椎骨が大きく破壊され，頭部をある一定の角度以上に挙上すると痛みが出るような場合，痛みは警告信号です．装具や痛みを誘発する動作を避けるようなライフスタイルに変更することで，麻痺や骨折を避けることができます．とはいっても，このような脊椎転移のある患者であったとしても，装具をつけずに痛みもなく普通の生活を望むことは，ごく自然なことでしょう．だからこそ，患者の望みを理解したことを示した上で，実現可能な目標へとすり合わせることが重要です．実現できないような高すぎる目標があると苦痛が増すのは，何も患者だけではなく，私たちも同じではないでしょうか．

具体的には，安静時痛には薬物で鎮痛を図り，体動時痛などには補装具を適切に使用して，痛みのない範囲でADLの拡大を図っていくことになります．痛みは患者が感じるものですから，治療の効果についても患者に評価してもらう必要があります．まさに疼痛治療は，患者と医療者の二人三脚です．どのような場合であっても，治療目標をある程度明確にして共有する必要があるでしょう．目標を考えるときには，短期的な目標と長期的な目標に分けて設定することが有用です．

治療編

✤ いざ！　がん疼痛治療を開始

▶鎮痛薬を始める前に─持続痛か否か

　がん疼痛であることの確認をした上で，"持続痛があるかどうか"評価します．なぜなら，最初は持続痛がなく「突出痛のみ」ということがあるからです．ときどき痛みが出る程度だったり，痛みがない日もある，といった場合です．こうした持続痛がない状態で定時オピオイドを導入してしまうと，しばしば眠気やせん妄，悪心・嘔吐が生じてしまいます．したがって，まず持続痛があるのかどうかを確認します．持続痛の目安は，1日のうちおおむね12時間以上続く痛みです．もし「突出痛のみ」であれば，非オピオイドまたはオピオイドのレスキュー薬の処方で様子をみるようにします．

▶非オピオイドかオピオイドか（図6）

　がん疼痛治療では，痛みの強さによって導入する鎮痛薬が異なります．鎮痛薬は，非オピオイドとオピオイドの2つに分けることができます．

　軽度の痛みであれば非オピオイド，中等度以上の痛みであればオピオイドを検討します．

　軽度の痛みは，一般的にはNRS 1〜3とされますが，数字の意味は患者によって異なります．患者の苦痛の程度が軽度か中等度以上かを把握するには，「痛みを軽い，中

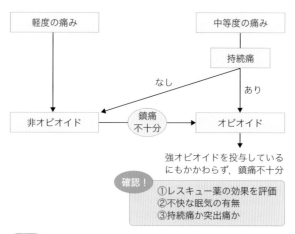

図6　鎮痛薬の開始手順

中等度の痛みでは，非オピオイドではなく，オピオイドから使用してもよい．

くらい，ひどいと分けるとすると，どれにあたりますか？」と問診するとよいでしょう．この質問方法は，NRSなど数字で痛みを表現することが難しい患者にも使えます．

▶軽度の痛み，または持続痛はない場合

非オピオイドであるNon-Steroidal Anti-Inflammatory Drugs（NSAIDs），またはアセトアミノフェンを使用します．非オピオイドでは鎮痛が得られないことがあるので，同時にオピオイドの速放製剤をレスキュー薬として処方します．レスキュー薬は，突出痛や痛みが増悪したときのお守りとして用意しておき，患者に「痛みが強くなったら使用してよいこと」「定期的にレスキュー薬が必要になるようなら，痛みの治療を見直すので連絡をしてほしいこと」を説明しておきます．

NSAIDsもアセトアミノフェンも1日服用すれば有効か否かわかりますので，数日以内には効果をきちんと評価します※．もし非オピオイドだけでは十分な鎮痛が得られていないようなら，定時オピオイドの導入を検討します．

● **NSAIDsかアセトアミノフェンか**（図7）

NSAIDsは抗炎症作用，アセトアミノフェンは中枢神経を介した鎮痛作用と，作用機序が異なります．当然，NSAIDsが効くことも効かないことも，アセトアミノフェンが効くことも効かないこともあり，患者により効果は異なります．あらかじめ効果を予測することはできませんが，NSAIDsは炎症の強い痛み―その代表は体性痛（骨，皮膚，筋肉などの転移），膵がんによる痛み―にはしばしば有効です．一方，NSAIDsは両刃の剣です．消化性潰瘍や腎障害のリスクがありますので，使用にあたっては，必ず消化

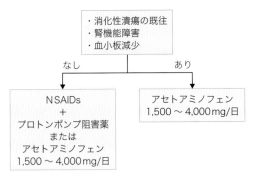

▶痛いとき（レスキュー薬）：オピオイド速放製剤
　（便秘時：便秘治療薬）

図7　**NSAIDsかアセトアミノフェンか**

※ ジクトルテープに限っては，十二分に鎮痛効果が得られる1週間後に効果判定する．

表5　NSAIDs 潰瘍のリスク因子

- 高齢
- 潰瘍の既往
- ステロイド薬の併用
- 高用量の NSAIDs 使用
- 2種類以上の NSAIDs 使用
- 抗凝固薬・抗血小板薬の併用
- ピロリ菌陽性
- 重篤な全身疾患
- ビスホスホネートの併用

〔日本消化器病学会（編）：消化性潰瘍診療ガイドライン 2020 改訂第3版，南江堂，p.105，2022 を参考に作成〕

性潰瘍の既往歴，易出血性，腎機能障害の有無を確認します．NSAIDs 潰瘍のリスク因子には，表5[6)]のようなものがあります．こうしたリスクが複数あるようなら，NSAIDs は避けてアセトアミノフェンを使用し，アセトアミノフェンが無効な場合には，オピオイドの導入を検討します．ただし，リスクがあったら絶対に NSAIDs を使ってはいけない，ということではありません．炎症の強い痛みで，オピオイドよりも NSAIDs が効くこともあります．その場合には NSAIDs の益と害を天秤にかけて検討し，使用する場合には副作用のモニタリングを行いながら使用します．またがん患者は重篤な全身疾患，高齢者が多いので，NSAIDs を使用する際には，予防的に抗潰瘍薬であるプロトンポンプ阻害薬を用いるようにします．

▶中等度の痛み，かつ持続痛がある場合

中等度以上の痛みであっても，持続痛がない場合には，まずは非オピオイドを選択します．そして突出痛の際に使用できるよう，オピオイドの速放製剤をレスキュー薬として用意しておきます．

中等度以上の持続痛がある場合には，定時でオピオイド徐放製剤を開始します．オピオイド開始とともに，便秘対策と悪心が生じたときの頓用での制吐薬も処方しておきます．

オピオイドによる便秘（p.177 で詳述）は頻度が高く耐性もできないため，オピオイド導入時から継続して便秘治療薬の調整を行います．排便マネジメントが不良だと，患者はオピオイドの減量や中止を自分で行い，その結果鎮痛が不良になることが報告されています．オピオイド治療の成功の鍵は，もれなくついてくる便秘を同時にケアすることと言ってよいでしょう．

● 剤形選択（図8）

“経口投与の可否”と“苦痛の強さ”から剤形を選択します．

基本は経口薬です．しかし，頭頸部がん，脳転移などによる嚥下障害があったり，消化管の通過障害がある場合（食道がん，胃がんなどの消化器がん，腸閉塞）では内服は

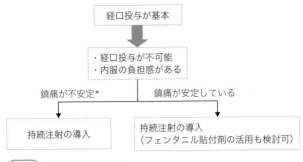

図8　投与経路の選択順

* 鎮痛が不安定：定期的に投与量調整が必要な場合，難治性疼痛が予想
される場合など．

表6　オピオイドの製剤別薬物動態の目安

製剤の種類	効果発現	定時投与時の定常状態に達するまでの時間[2] （➡増量間隔に反映される）
注射剤	数分	6〜12 時間
経口徐放性製剤（1 日1，2 回）	数時間[1]	2〜3 日
経口速放性製剤（1 日4〜6 回）	数十分	6〜12 時間
貼付剤	数時間	3〜5 日

注射剤を使用すると，レスキュー薬や，増量の効果がより早く得られる．
[1] 製剤によりバラつきが大きい．
[2] 個々の患者の半減期の 3 倍以上の時間であれば，90％以上定常状態に達する．表中の数字は，一般的
に考えられている半減期から計算した結果（3 倍）を目安に記載している．
注意：この表はあくまでも目安であり，各製剤によって若干の違いがある．また，肝・腎障害時に定常
状態に達するまでの時間は，これより延長することを念頭に置いておく．
（余宮きのみ：ここが知りたかった緩和ケア．第 3 版．南江堂．p.34，2023 より引用）

困難です．また衰弱や悪心・嘔吐のある患者では，内服の負担感が強く，早晩，内服困
難になる可能性が高いでしょう．

　また痛みが高度であれば，経口剤や貼付剤ではなく，持続注射で投与量調整を行った
ほうが迅速な鎮痛が得られます（表6）[5]．

　以上のように，確実に内服ができる状態か見極めて剤形を選択します．

①非経口投与を選択する場合の注意点

　経口投与が不可能なために非経口投与を選択する場合には，鎮痛が安定している患者
ではフェンタニル貼付剤の活用を検討しても構いません．しかし，定期的に投与量調
整が必要など鎮痛が不安定な患者は，フェンタニル貼付剤ではなく持続注射が薦められ
ます．鎮痛が不安定な場合では，フェンタニル貼付剤を増量しても十分な効果を得るま

でに時間がかかり，その間，レスキュー薬の頻度が増えます．そもそも内服はできないので，レスキュー薬はフェンタニル口腔粘膜吸収剤や坐剤ということになります．それであれば，持続注射でマネジメントしたほうが良好なマネジメントが得られます．

　一方で，持続注射に対する負担感のある患者は少なくありません．実際には，鎮痛が不安定になるのは予測であって，医療者の予測どおり必ずしも鎮痛が不安定になるとは限りません．また患者の賛同が得られない投与経路では，どんなにうまく鎮痛されても患者にとっては不満足となります．注射に抵抗感のある患者では，持続注射を一方的に押し付けるのではなく，持続注射のメリット（鎮痛が安定しやすい）と，しなかった場合のデメリット（鎮痛が不安定になる可能性がある）を説明した上で，患者が大切にしたいことを共有して，患者とともに投与経路を選択するようにします．多少痛みはあっても注射はなるべく避けたい患者もいれば，とにかく痛みがないことを優先する患者もいます．そして患者の気持ちも変化するので，その時々の意思を確認し，柔軟に対応します．

Column

定時オピオイド開始後，非オピオイドは漫然と継続しない （図9）

　それまで使用していた非オピオイドが有効であったなら，定時オピオイドの開始時も継続するのは自然の流れでしょう．ただし，漫然とした非オピオイドの使用は避け，オピオイドを開始して鎮痛が安定すれば，非オピオイドは基本的に中止を試みます．中止して痛みが再燃するようなら，オピオイドを増量するか，非オピオイドを再開します．このように，非オピオイドは必要性を常に確認し，漫然とした使用は避けます．

　反対に非オピオイドが無効であったなら，定時オピオイド開始と同時に中止します．

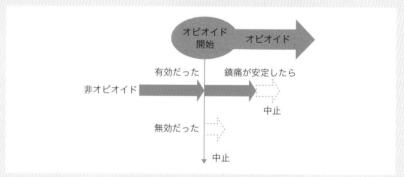

（図9）　**定時オピオイド開始後の非オピオイド投与の考え方**

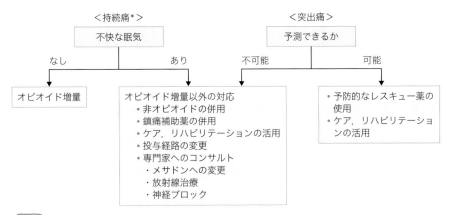

図10　オピオイド開始後

* 持続痛：12時間以上続く痛み．また，定時オピオイドまたはレスキュー薬の切れ目に痛みが強くなる
場合も，持続痛に対する定時オピオイドの用量不足であり，マネジメント不足であると言える．

✤ オピオイドの開始後（図10）

▶持続痛の場合

　オピオイドの開始後，持続痛がどの程度軽減したか効果を評価します．そこで，患者
の目標とするレベルまで鎮痛が得られていない場合，不快な眠気がなければ，定時オピ
オイドを増量します．不快な眠気がある場合には，そのままオピオイドを増量するとま
すます眠気が強くなったりせん妄になりますので，"オピオイド増量以外の対応"を行
います．

　持続痛は，通常12時間以上続く痛みと定義されていますが，必ずしもそればかりが
持続痛ではありません．定時オピオイドまたはレスキュー薬の切れ目に痛みが強くなる
場合も，持続痛の可能性が高いでしょう．持続痛に対して定時オピオイドの用量が不足
していることを表していると考えられるからです．ただし，ちょうどその時刻に突出痛
が出現していることもあるので，時に持続痛と突出痛の見分けが難しいことがあります．
いずれにしても，いつもレスキュー薬を服用する時刻が一定である，または数時間ごと
にほぼ一定の時間間隔でレスキュー薬を使用している場合には，鎮痛薬の用量不足を念
頭に置き，定時オピオイドの増量を検討します．

定時オピオイド増量が有用か否かを予測する方法

　定時オピオイドを増量しても眠気ばかり強くなり，鎮痛が得られない場合があります．

　あらかじめ定時オピオイドの増量が有用かどうかを見極めるには，持続痛の有無や不快な眠気の有無を確認するのに加えて，レスキュー薬の効果の評価が役立ちます．

　レスキュー薬を使用すると眠気の許容できる範囲で鎮痛が得られるようなら，オピオイド増量が有用と予測できます．一方，レスキュー薬を使っても眠気が強くなる割に鎮痛は得られないなら，定時オピオイド増量よりもほかの方法を考えたほうがよいと考えます．

▶**突出痛の場合**

　一方，持続痛は治療目標に達したが，ときどき痛みが出現するといった突出痛が残存している場合があります．突出痛は，予測できるものと，予測できないものに分けられます．

● **予測できる突出痛**（図11）[5]

　予測できる突出痛は，多くは体動時痛や一定の姿勢をとると出現する痛み（ここでは姿勢時痛としておきましょう）です．予測できる痛みですから，予防的にレスキュー薬を使用します．痛みが出現するどれ位前の時間にレスキュー薬を使用するのがよいか，速放製剤の効果発現時間や最も効果が得られる時間を参考にします．ただし，レスキュー薬が効いてくる時間帯は薬剤の種類による影響だけではなく，痛みの程度や患者の体質により異なりますから，患者ごとに調整が必要であることを念頭に置きます．

　予防的なレスキュー薬の使用が食事前などであれば，1日3回程度で済みますが，トイレ動作のたびに痛みが出る場合には，レスキュー薬の使用が頻繁になるだけではなく，トイレに行きたくなるタイミングで予防的にレスキュー薬を使うことは難しいでしょう．また体動時痛などは，予防的なレスキュー薬の使用が無効であることも多く，レスキュー薬により眠気が増してかえって QOL が低下してしまうこともあります．む

突出痛	直前〜数分前	15分前	30分前	60分前
	静脈内投与	皮下投与	口腔粘膜投与	経口投与

（図11）　**投与経路ごとの予防投与の時間（目安）**

患者個々に血中動態にはバラつきがあるので，適切な投与時間は患者によって異なる．十分な予防効果が得られるように，投与時間も個々の患者ごとに調整する．

（余宮きのみ：ここが知りたかった緩和ケア，第3版，南江堂，p.67，2023より引用）

しろ，体動時痛や姿勢時痛の場合には，痛みを誘発する動作や姿勢を細かく同定し，その動作や姿勢を避けられるよう，ケアやリハビリテーションを活用します．また，鎮痛困難な場合には，放射線治療を積極的に活用するのもしばしば有用です．

● 予測できない突出痛

予測できない突出痛には，「誘因のあるもの」と「誘因のないもの」があります．誘因のあるものは，咳嗽や腸蠕動に伴って生じる痛みで予測できません．この場合には，咳嗽や蠕動を抑えるといった誘因への対応を行います．一方，誘因なく突然痛みが生じる「発作痛」あるいは「突発痛」に対しては，疼痛治療が必要です．急速にピークの痛みに達することが多く，経口のレスキュー薬では間に合わないことが多いため，フェンタニル粘膜吸収剤を試すことを考えます．持続注射を使用している場合には，注射剤のレスキュー薬を使用します．加えて，発作痛の頻度とピークの強さを和らげるために，「オピオイド増量以外の対応」を検討します（図10）．

● レスキュー薬の考え方

一般に，レスキュー薬の用量は経口剤では1/6，注射剤では1/24（1時間量）が目安とされていますが，質の高いエビデンスがあるわけではなく，むしろ日本の風習と考えたほうが当たっています．海外のガイドラインを鑑み，筆者は経口剤も注射剤もおおむね1/10を目安とし，患者ごとに調整しています．特に注射剤の場合，1/24でも用量が多すぎる患者もいますがそれは少数で，むしろ1時間量は無効な場合が多く，2時間量以上必要な患者が多く経験されます．

いずれにしても，数字で割り切るのではなく，患者が痛みで困っているときにレスキュー（救済）できる投与量に調整することが何より重要です．それには，各レスキュー薬が効いてくる時間帯に，眠気の許容範囲で十分な鎮痛が得られているかどうかの評価が重要であることは言うまでもありません．眠気が許容できる範囲でレスキュー薬の用量を増量します．

▶ オピオイド増量以外の対応

● 非オピオイドの併用

オピオイドを増量しても鎮痛が不十分な場合，再び非オピオイドを開始し，オピオイドと併用してみるのは1つの手です．しかし，内服の負担も副作用の懸念もあるので，数日以内*に鎮痛効果をきちんと評価し，上乗せ効果がなければ中止します．

● 鎮痛補助薬の併用

持続痛であっても，オピオイドを増量すると不快な眠気が出てしまう場合には，鎮痛補助薬の併用を試みます．具体的には，神経障害性疼痛，体性痛による突出痛が代表的です（表3）[3]．

---

* ジクトルテープに限っては，十二分に鎮痛効果が得られる1週間後に効果判定する．

● ケア，リハビリテーションの活用

　体動時痛では，痛みを誘発する動作を避けるように補装具を利用します．またある一定の姿勢で痛みが出る場合には，ポジショニングを工夫します．特に食事，排泄，睡眠時の３つに関しての安楽な姿勢の検討は早急に行います．睡眠時の姿勢に関しては，最低２つ以上の安楽な体位が必要です．理学療法士，作業療法士との連携が有用です．

● 投与経路の変更

　経口剤や貼付剤を使用している状況で痛みが激しくなったときには，いったん持続注射に投与経路を変更して，必要なオピオイド量を見積もるようにします．注射剤であれば，6〜12時間ごとなど，経口剤や貼付剤よりも迅速に増量できます．また過量になったときでも，減量することですぐに血中濃度も低下させることができるので，安全性の面でも優れています．加えて，オピオイドだけで鎮痛できるかどうかも迅速に判断できます．

　また，食事はできないものの服薬だけは頑張っている患者もいますが，腸管の萎縮によって吸収機能が低下している可能性があります．オピオイドを内服しても，十分に吸収されていない可能性があり，持続注射にすることで鎮痛が改善することがあります．

● 専門家へのコンサルテーション

　メサドンの導入や放射線治療，神経ブロックの良い適応の場合があるので，専門家に相談します．

文　献

1）余宮きのみ：がん疼痛緩和の薬がわかる本，第3版，医学書院，p.3，p.4，2019
2）余宮きのみ：よい質問から広がる緩和ケア，南江堂，p.13，2017
3）余宮きのみ：もっとうまくいく緩和ケア　患者がしあわせになる薬の使い方，南江堂，p.136，2021
4）的場元弘，冨安志郎：見つけよう！がんの痛みと関連痛，p.6，春秋社，2004
5）余宮きのみ：ここが知りたかった緩和ケア，第3版，南江堂，p.9，p.34，p.67，2023
6）日本消化器病学会（編）：消化性潰瘍診療ガイドライン2020 改訂第3版，南江堂，p.105，2022

Tips

副作用の説明には特段の配慮が必要〜ノセボ効果〜

　薬にはプラセボ効果とは逆のノセボ効果がある．ノセボ効果とは，副作用の説明を受けることによって，薬を服用した際に副作用症状を感じることである．すなわち，「この痛み止めは吐き気が出る可能性があります」と言われると，服用後に本当に吐き気を訴えるというものである．

　オピオイド（医療用麻薬）は，イメージの悪い，できれば服用したくない薬である．さらに，発現率が1割もない副作用を，あたかも全員が発現するかのような説明をして，患者に不安やさらに飲みたくないという気持ちを与えることは慎むべきである．

2 看護師が行うがん疼痛の緩和と薬の考え方

侵害受容性疼痛

📎 **事 例**　Aさん，50歳代前半，女性．夫と二人暮らし．

【病　名】乳がん，多発性骨転移・肝転移．

【現病歴】3年前，左乳がん（StageⅡA）と診断され，手術と術後化学療法を受けた．その後も内分泌療法により術後補助療法を継続していたが，1年前に多発性骨転移が判明．再発治療として，新たに内分泌療法を開始した．同時に骨転移に対するデノスマブ（ランマーク®注）を開始．今回，肝転移が出現し，化学療法導入のために入院．骨転移に対する放射線治療も検討されているが，今後の経過をみて実施を決定する方針になった．

【痛みの経過】再発が判明する1ヵ月ほど前から右股関節の痛みを自覚しており，再発後アセトアミノフェン（カロナール®錠）の定期内服が開始された．その後しばらく痛みが落ち着いていたが，半年前から徐々に痛みが増強した．カロナール®の増量で対応していたものの，最近は十分な鎮痛効果が得られていなかった．入院時の痛みはNRS 6．

【痛みに対する治療内容】入院後，カロナール®の定期内服に加えて，オキシコドン徐放製剤（オキシコンチン® TR錠）10mg/日が開始された．レスキュー薬としてオキシコドン速放製剤（オキノーム®散）2.5mg/回が処方されている．

手がかり

　オキシコンチン®を開始して2日が経過し，Aさんの痛みはNRS 4になりました．オキノーム®は入院当日（処方日）の夜間に一度使用しましたが，それ以降の使用はありません．看護師がAさんにオキノーム®の効果はどうだったか尋ねると，Aさんは「効いたとは思うけど，飲まなくても我慢できないほどじゃないから」と話しました．入院前から痛みで目が覚めることがよくあったそうです．Aさんは，日中ベッド上で多くの時間を過ごしていますが，ベッド上でも右股関節に手を当て，時折さすっている様子がみられます．

✤ 看護師の直感で気になったこと

　NRS の変化から，A さんの痛みはオキシコンチン®が導入されてから良くなっていることがわかりました．一度しか使用されていませんが，オキノーム®でも痛みが和らいだようです．薬剤の種類は A さんの痛みに合っていると考えられます．でも，まだ痛みでよく眠れていない様子があるので，痛みのコントロールがこれでよいのか看護師は気になっています．突出痛で目が覚めている可能性もありますが，ベッド上での様子から，安静時にも痛みがあるのではないかと感じました．持続痛のコントロールが十分でないのなら，オキシコンチン®の服用量が痛みに対して不足している可能性が考えられます．持続痛のアセスメントが必要と思われました．レスキュー薬を使用しながら痛みを評価すれば，オキシコンチン®が本当に不足しているのか考えることができますが，A さんにはレスキュー薬の使用に消極的な様子がみられます．「痛みは我慢するもの」と思っているのかもしれません．オピオイドを導入したばかりなので，オピオイドに対する理解や認識も確認してみる必要がありそうです．看護師は A さんと痛みの治療の目標を共有し，一緒に痛みの評価をしながらコントロールを図っていく必要があると考えました．

✤ 問　診

項目	質問の仕方	A さんの返答
痛みのパターン	ベッドで横になっているときにも，ずっと NRS 4 の痛みがありますか？	ええ，多少良くなったり悪くなったりはありますけど，じっとしていてもやっぱりまだズキズキしています
	頓服の痛み止めを使ったときのことをもう少し詳しく教えていただきたいのですが，そのときはどれくらいの痛みでしたか？	4〜5 くらいでした．そのときだけ痛みが強くなったというわけではないんです．痛みのせいか眠りが浅いので，抗がん剤をするなら休んでおかないとと思って，目が覚めたときに飲んでみました
レスキュー薬使用後の痛みの変化	頓服の痛み止めを服用した後，痛みはどれくらい楽になりましたか？	うーん…どうだったかな．そのときは眠れて良かったんですけど，朝になったらまた痛くなっていました
痛みの治療に対する希望	A さんご自身は，痛み止めのお薬をもう少し調整したいとお感じですか？	希望を言えば，もう少し楽になれば痛みに悩まされずに過ごせそうです．でも，入院前に比べたら痛みは軽くなりました．これくらいの痛みなら我慢できます

| 痛みに対する考え方 | 痛みは我慢しなければいけない，と感じておられますか？ | いえ，もちろん痛みは楽なほうがいいんですけど，これからもっと病気が悪くなるかもしれないと思ったらあんまりたくさん痛み止めを使うのは心配で，先々の手立てがなくなったら困るでしょう？ |
| オピオイドに対する理解・認識 | 痛みのお薬について，ほかにも気がかりがあれば教えていただけませんか？ | 前の痛み止めは効かなくなってきていたのに，新しい痛み止めでは少し楽になったから，きっと強い薬なんでしょう？　今は何ともないですけど，抗がん剤の副作用もあるのに痛み止めでも副作用が出たらと思うと心配です．それに，ずっと効くわけじゃないならもっと痛くなったときのためにとっておいたほうがいいかなって思ったんですよね |

✤ フィジカルアセスメント

　Aさんの痛みは右股関節に限局しています．痛みの部位に特記すべき皮膚所見はありません．股関節を動かす動作で痛みが増強することがありますが，ゆっくり動作すればそれほど痛みは気にならないようです．その他の部位に痛みはなく，下肢のしびれや麻痺は生じていないことを確認しました．

✤ 検　査

- 画像データ：1年前（骨転移判明時）の骨シンチグラフィで肋骨，骨盤骨，両側大腿骨に異常集積を認めました．直近の画像検査（CT，MRI）で肝転移と骨転移巣の増加・増大が指摘されています．
- 入院当日の血液データ：CEA 15.8ng/mL↑，CA15-3 18.3U/mL，腎機能，肝機能に異常はなく，補正Ca値およびその他の数値は基準範囲内にあります．

推　論

✤ 痛みの種類を見極める

　骨転移が判明する1ヵ月ほど前から転移部位に一致する限局性のズキズキとした痛みが出現しており，右大腿骨への転移による体性痛とアセスメントしました．股関節を動かすと増強する点も，体性痛の特徴を反映しています．直近の検査結果は，腫瘍マーカーの上昇，肝転移の出現，骨転移の広がりや増大と病勢の進行を示しており，骨転移

の進行によって痛みが増強したと考えられます．

痛みのパターンに基づいて鎮痛効果を評価する

オキシコンチン®の導入により一定の鎮痛効果が得られていますが，今も NRS 4 の安静時痛があり，A さんの目標とする NRS 2 よりも強い痛みが残っている状況です．**安静時痛であればオピオイドの調整による鎮痛効果が期待されます．実際に A さんが使用したオキノーム®は安静時痛に対するレスキューになっていたと考えられます．オキシコンチン®が不足している可能性が高まりました．**

しかし，A さんは痛みが今後さらに増強したときのことやオピオイドの副作用を心配してオキノーム®を使用しておらず，オキシコンチン®を増量すれば安静時痛のコントロールが改善されるのか，まだ十分な情報がありません．

オピオイドに対する患者の理解や認識が与えている影響を評価する

A さんはオキノーム®の効果を「ずっと効くわけじゃない」とも話しており，オキシコンチン®とオキノーム®の役割の違いもうまく伝わっていないことが考えられます．ただ，**A さんの考えや行動には A さんなりの意味があることがよくわかったので，痛みの治療について理解してもらうことができれば，オキシコンチン®の量をうまく調整して安静時痛のコントロールが図れるようになるのではないかと考えました．**

推論の検証

レスキュー薬を活用しながら安静時痛を評価する

看護師は A さんに，現在のオキシコンチン®の処方量は開始量であること，A さんに合った量に調整していく薬であることを説明しました．そして，安静時の痛みに合わせて調整していくことを提案し，痛ければ我慢せずにオキノーム®を服用してほしいと伝えました．併せて以下のことを説明しました．

- ◆ オピオイドは痛みに応じて使用すれば安全に使用できる薬剤であること．
- ◆ 副作用は医療者もしっかり評価・対策すること．
- ◆ オキノーム®は 1 時間間隔をあければ 1 日 4 回まで使用できること．また，1 回で十分効かなければ繰り返し服用できること．

　相談の結果，Ａさんにとって「もう少し楽になってほしい痛み」があるときには我慢せずにオキノーム®を服用してもらうことになりました．看護師はオキノーム®を使用した痛みが安静時痛かどうかをアセスメントし，服用後の効果をＡさんと一緒に評価しました．その日は1日4回安静時痛に対してオキノーム®を服用し，服用後にはNRSが2になりました．

✤ 処方の判断に必要な情報を医師と共有する

　看護師から医師に，「Ａさんは，オキシコンチン® 10mg/日を開始して安静時の痛みがNRS 6から4になりました．ＡさんはNRS 2を目標にしていて，もう少し痛みがとれたらと希望しています．オキノーム®の服用を促したところ，2.5mg/回を1日4回安静時の痛みに対して服用しました．NRSは2まで改善されるようで，眠気もありません」と報告しました．
　医師からはオキシコンチン® 20mg/日への増量が提案されました．

問題の判断

　Ａさんには骨転移による安静時痛があり，オピオイドが有効であると考えられました．オキシコンチン®の量を調整することによって安静時痛のコントロールが改善することが期待されます．看護師は痛みのコントロールを図るだけでなく，Ａさんがオピオイドに対する理解を深めて痛みのマネジメントに積極的に取り組めるように支援することも大切であると考えました．

提供した看護と評価

✤ オピオイド増量の効果と副作用を評価する

　医師からＡさんに方針が伝えられた後，看護師はオピオイドに関する簡単な説明を加えながら，オピオイドの増量によって安静時痛の緩和が期待されることを伝えました．そして，鎮痛効果や副作用をＡさんと一緒に評価していきました．オキシコンチン®増量後，Ａさんの安静時痛はNRS 2と落ち着いています．夜はぐっすり眠れる時間が増え，日中も右股関節を気にする様子が減りました．眠気が生じることはなく，便秘も予防できています．看護師がＡさんの生活の様子をとらえ，痛みやオピオイドの効果を丁寧に評価したことで，安静時痛を見落とすことなく治療につなげることができました．

❖ Aさんが痛みのマネジメントに取り組めるよう支援する

　看護師はAさんに，Aさんのおかげで痛みのコントロールがうまくいったこと，これからもAさんと一緒に痛みのマネジメントに取り組んでいきたいことを伝えました．そして，医師や薬剤師と連携してオピオイドについての説明を改めて行い，Aさんの疑問の解消に努めました．Aさんは化学療法の治療日誌に自ら「痛み」の欄をつくり，痛みの記録を始めています．Aさんがもつ力をAさん自身に実感してもらうことで，痛みのマネジメントに向けてさらにAさんの力を高めることができました．

臨床推論の 落とし穴

- 侵害受容性疼痛は，非オピオイドとともにオピオイドによる鎮痛効果が期待される痛みです．オピオイドに対する患者の理解や認識が疼痛コントロールに与える影響を評価しましょう．
- 体性痛では，体動時痛に紛れて安静時痛の評価が適切に行われない場合があります．体性痛の場合，鎮痛薬の役割は主に安静時痛のコントロールであるため，安静時痛と体動時痛を区別して痛みの評価を行いましょう．

神経障害性疼痛

📎 **事 例**　Bさん，60歳代後半，女性．夫とは死別し，長男夫婦と同居．

【病　名】直腸がん．

【現病歴】X年1月に腹腔鏡下直腸超低位前方術施行．X+3年4月にCTで骨盤内再発が認められ，FOLFOX+BEV療法[*1]，sLV5FU+BEV療法[*2]が施行された．X+5年2月には肺転移の出現，左腸骨リンパ節転移が増大傾向となりイリノテカン+BEV療法を実施．直腸潰瘍，直腸静脈瘤のため人工肛門が造設された．その後イリノテカンのみ再開となったが，同年8月に左腸骨リンパ節転移の増大，左殿部痛が出現した．化学療法は，患者自身が「これ以上，抗がん剤で苦しみたくない」と考え，家族と話し合いのもと中止となった．

【痛みの経過】痛みの性質は「ズキズキ刺すような痛み」であり，外来通院中からオキシコドン（オキシコンチン® TR錠10mg1回1錠，1日2回で開始となったが軽減せず，疼痛緩和目的で入院となった．入院後は緩和的放射線治療が予定されている．

　以下は，今回の入院時に緩和ケアチームに依頼があり，緩和ケアチーム看護師の初回訪問前後の臨床推論と提供した看護の記述です．

▓ 手がかり

✤ 看護師の直感で気になったこと

　緩和ケアチーム看護師が患者のこれまでの診療録をみたところ，神経障害性疼痛に特徴的な「ズキズキ刺すような」という表現はありますが，その他「灼けるような」「ビーンと走るような」「しびれるような」などの痛みの性質に関する記載は多くみられませんでした．ただし，入院前の処方歴を詳細にみると，主治医はすでにがん疼痛としてオピオイドであるオキシコドン（オキシコンチン® TR錠）20mg1回1錠，1日2回に増量，NSAIDsとしてロキソプロフェンNa錠1回1錠，1日3回，鎮痛補助薬としてプレガバリンOD錠25mg1回2錠，1日2回を加えており，神経障害性疼痛であると判断していることがわかりました．緩和ケアチーム看護師は，上記の病歴と処方歴よ

[*1] フルオロウラシル，レボホリナート，オキサリプラチン，ベバシズマブの4種類の薬剤．
[*2] フルオロウラシル，レボホリナート，ベバシズマブの3種類の薬剤．

り，「直腸がんの骨盤内再発」であり，「左腸骨リンパ節転移の増大」によって近接する神経叢にもがんが進展し，「刺すような」痛みと表現される，神経障害性疼痛の可能性があると考えました．それと同時に，神経障害性疼痛であれば，痛みが十分とりきれず，薬剤調整に難渋していることが予測され，Bさんの日常生活にもさまざまな支障をきたしているのではないかと気になりました．

✤ 問　診

緩和ケアチームの医師と看護師が訪室時，Bさんに以下について尋ねました．

項目	質問の仕方	Bさんの返答
痛みの部位，がん病変とデルマトームとの一致	痛みはどこですか，どんな風に感じていますか？	左のおしりから足にかけて痛みます．うまく言えないけど，ズキズキする．刺されるような痛みです
神経障害性疼痛特有の表現（刺激に依存しない痛み，アロディニア，痛覚過敏やしびれ感などの感覚異常などが生じる）	（患者は表現しにくい痛みであるため例をあげる）ビリビリとかジンジン，しびれる感じはありますか？	時々，ビーンと激痛が走って，しびれもあります
	どんなときに痛みますか？何か思いつく原因がありますか？	（しばらく考えて）それがよくわかりません．日によって違う．立ったときの足の方向というか，力のかけ方で痛みが強くなることもあります
レスキュー薬の効果	頓服は使用していますか？効果はありますか？	1日2〜3回くらい使っていますが，どんなふうに使っていいかわかりません．飲むと少しはましになりますが，立ったり座ったりしてやり過ごしています
痛みの客観的な評価	痛みの強さを数字に置き換えるといくつぐらいですか？（NRSの説明）	いつも5くらい．激痛が走るときは8かな

✤ フィジカルアセスメント

問診から痛みの表現（ズキズキ刺されるような，しびれる，激痛が走る），痛みの部位（左殿部から下肢）がデルマトーム（p.28 図3 参照）では仙骨神経領域と一致しており，やはり神経障害性疼痛が生じていることがわかりました．視診・触診では左殿部に圧痛はなく，下肢の冷感・チアノーゼ，感覚鈍麻はありませんでした．排便は人工肛門から毎日あり，排尿の勢いのなさは感じているようですが，排尿障害があるとまでは言えない状態でした．また，診察中のBさんは坐位でしたが，左殿部を浮かせ，前屈

気味で右に偏った姿勢でした．痛みが強いためか，落ち着かない様子で，立ったり座ったり，足を組んだり，楽な姿勢がないか模索しているようでした．

✤ 検　査

　診療録から直近の CT 画像を確認すると，肺転移の悪化があり，肝転移，骨転移はありませんでした．局所再発部位である，子宮左側−骨盤内部左側−小坐骨孔の軟部陰影は増大しているという所見がありました．入院時の採血では，白血球数 4,200/μL，血小板数 220,000/μL，ヘモグロビン 10.7 g/dL，分葉核球 57.7%，AST 36 U/L，ALT 70 U/L，LD（LDH）287 U/L，γGT 67 U/L，アルブミン 4.1 g/dL，尿素窒素（UN）24.3 mg/dL，クレアチニン 0.92 mg/dL，CPR 定量 0.27 mg/dL でした．肝機能や腎機能は正常範囲よりやや高い状態ですが，これまでの数値と大きな変化はありません．また，痛みの原因となる炎症反応も高い状態ではありません．

推　論

✤ 薬剤の効果を見極める

　左殿部痛が増強した原因としては，「直腸がんの骨盤内再発」であり，がんが体性組織に浸潤した侵害受容性疼痛と，近接する仙骨神経叢に浸潤した神経障害性疼痛が混在している可能性が考えられます．現在の痛みの治療の効果を評価すると，患者はオキシコンチン® TR 錠を 40 mg/日内服していますが，**定期内服の効果は乏しい**ようです．レスキューのオキノーム® 5 mg/回は，1 日 2〜3 回服用していますが，その効果はいくらか実感するものの，すっきり痛みがとれるという状況ではありません．また，常にズキズキ刺すような痛みやしびれがあったり，ビーンと激痛が走る状態では，B さんが「いつ使用していいかわからない」と言うように，**レスキュー薬を使うタイミングの難しさ**も理解できます．

✤ 薬剤の副作用を見極める

　副作用としては，**悪心・嘔吐はなく，眠気はあるが気にならない程度**のようです．便秘予防のためナルデメジン（スインプロイク®錠）0.2 mg を 1 回 1 錠，1 日 1 回で服用し，**人工肛門から毎日排便があります**．肝機能，腎機能の数値は正常範囲よりやや高い状態ですが，注意すれば薬剤の選択には影響なさそうです．現在，**有害な副作用もないため，痛みの治療の主体となるオピオイドの増量・継続，鎮痛補助薬の追加は可能であると考えられます**．

推論の検証

　上記の推論から，Bさんの痛みは，侵害受容性疼痛と神経障害性疼痛が混在した状態であると判断しました．その痛みは姿勢の保持も困難なほど強度であり，さらに日常生活を丁寧に聴き取ると「睡眠時は前屈みで突っ伏した姿勢でいつのまにか寝ていたり，右側に寝ていることが多い．朝は起きて動くまでに痛くて時間がかかる．昼間は動いたり立っている時間が多いと痛くなることが多いので，そんなときは横になったり，頓服を飲んで，効いてくるまでじっと耐えていた」と話し，毎日痛みに耐えながら，心身ともにつらい状態で過ごしていたことがわかりました．

　痛みの治療方針としては，緩和的放射線治療（3Gy/15Fr）が実施されますが，効果が現れるまでに通常，数週〜数ヵ月は必要です．そのため，放射線治療と並行して，オピオイドと鎮痛補助薬による薬剤調整を開始します．

問題の判断

　今回の緩和的放射線治療目的での入院期間はおよそ3週間であり，その期間内に痛みがマネジメントできるよう薬剤調整が必要です．まずはオキシコンチン® TR 錠が至適量に達していないことから，定期投与量とレスキュー1回量を増量します．また鎮痛補助薬であるプレガバリンの増量や他剤の追加投与が必要であり，緩和ケアチームでは，以下の薬剤変更を主治医に相談します．

> ♦ オキシコンチン® TR 錠を 60mg/日に増量する．
> ♦ レスキュー薬であるオキノーム®を 10mg/回に増量する．
> ♦ 放射線治療開始 30 分前には，体位保持で痛みが増強するためレスキュー薬を予防投与する．
> ♦ 上記で効果が不十分であれば，次の段階としてプレガバリン OD 錠を眠前のみ 75mg（合計 125mg/日）に増量，デュロキセチン（サインバルタ®）カプセル 20mg を眠前に追加することを考慮する．

　鎮痛効果が不十分であれば，オキシコドンや鎮痛補助薬の増量は可能ですが，鎮痛効果よりも眠気など副作用によって日常生活に支障をきたすようであれば，メサドンへのスイッチングや神経ブロックの適応についても考慮する必要があります．

提供した看護と評価

　上記の薬剤調整に加えて，緩和ケアチーム看護師は，入院中から退院後の生活も見据えて，病棟看護師と以下のケアに取り組もうと考えました．Bさんに入院前の自宅での生活について伺うと，同居している長男夫婦には小学生の子どもの養育があるため，迷惑をかけてはいけないと思い，洗濯や掃除，食事など身の回りのことは自分でしていたようです．そのため日中の活動量が多いと，夕方の痛みが強くなって動けない状況になっていることがわかりました．

> ◆ Bさんと痛みの治療の目標を「体勢が定まらないほどの痛みがないこと，夜間は臥床して眠れること」と設定する．
> ◆ 鎮痛薬の増量時は，眠気などの副作用によって生活に支障をきたしていないか留意する．
> ◆ その上で，放射線治療前はレスキュー薬を予防投与する．起床後に痛みで動けない，激痛が頻繁に走る，加えて自宅では家事など動きが多いときなど早めにレスキュー薬を使用する．
> ◆ 痛みが増強しないよう，家事と休憩のバランスをみて生活する．
> ◆ もともと音楽やラジオを聴くことが好きであり，うまく気分転換に取り入れる．
> ◆ 痛みが生じないような動作，杖などの自助具の活用などについて理学療法士と検討する．
> ◆ 退院指導は家族も含めて行い，患者が無理をしすぎないように協力を得たり，介護サービスの利用などを検討する．

　放射線治療を完遂後，退院時のBさんは，夜間は臥床して入眠できるようになり，NRSは3以下で経過する日が多くなりました．眠気を感じるときもありましたが，そんなときはむしろ休憩し，横になって過ごすようにしました．また日中は音楽を聴いたり，痛み日記をつけてレスキュー薬の使用回数から活動量を加減して，退院後の生活を考えられるようになりました．そして，杖歩行を練習して退院することができました．

　以上から，看護師が神経障害性疼痛の特徴を理解し，看護の視点で臨床推論することで，医師の診断や処方に役立つ情報を共有でき，理学療法士との連携によって，Bさんの痛みは軽減されました．また，痛みの状態に応じてレスキュー薬を使用し，日常生活を工夫することで，Bさん自身の痛みに対処する力も高まったと考えられます．

　残された課題としては，放射線治療の奏効によってオピオイドや鎮痛補助薬の減量が可能かどうかを検討すること，一方では生命予後が月単位の状況でもあると考えられ，がん病変の進行によって激しい痛みが再燃した場合にも備えることです．今後もオピオイドを含む鎮痛薬を主軸とした治療は必要であり，定期的なフォローアップと非薬物療

法（神経ブロック，くも膜下鎮痛法など）を含めた対策を検討する必要があります．

臨床推論の \落とし穴/

　神経障害性疼痛は，国際疼痛学会（International Association for the Study of Pain：IASP）において「体性感覚系に対する損傷や疾患によって直接的に引き起こされる疼痛」と定義されています[1]．国外の調査では，一般に神経障害性疼痛の有病率は7〜10%[2]，がんに関連した神経障害性疼痛の有病率は4.8%であり，その原因は，腫瘍または転移の局所的な拡大47.7%，がんに対して1つまたは複数の治療45.3%，患者ががんと治療の両方を受けた7%と報告されています[3]．がんに関連した神経障害性疼痛は，患者にとって表現しにくい症状であり，特に進行がんでは他の差し迫った症状によって過小評価される場合もあります．また神経障害性疼痛は，痛みを引き起こす複数の病態生理学的なメカニズムがあり，単一の薬剤のみでは効果が得られないことがあることを知っておくことが重要です．

　看護師は，本項にあるような臨床推論を行い，医師および薬剤師，理学療法士など多職種とともに薬物療法を開始します．そして，その効果と副作用を評価し，マネジメントすることで，患者の日常生活への影響を最小限にする役割が求められています．神経障害性疼痛の薬物療法薬では，患者の痛みの強さに応じてオピオイドが高用量になりがちで，さらに鎮痛補助薬を追加することで，副作用である眠気やふらつきが出現しやすい状況が予測されます．そのため，除痛効果と副作用のバランスをみて，患者のQOLを低下させないような薬剤調整が必要になってきます．

　米国では看護師がエビデンスに基づいた神経障害性疼痛の治療アルゴリズムを開発し，実践することで，患者の痛みや機能，満足度の改善が示唆されたという報告もあります[4]．臨床推論は一見，医学的なものであり医師の役割と思いがちかもしれませんが，看護の視点で捉え直し，看護師の役割としてケアに活かせるよう技を磨いていきたいものです．

文　献

1) Scholza J et al：The IASP classification of chronic pain for ICD-11：chronic neuropathic pain. Pain **160**（1）：53-59, 2019
2) Dieleman JP et al：Incidence rates and treatment of neuropathic pain conditions in the general population. Pain **137**（3）：681-688, 2008
3) Bouhassira D et al：Prevalence and incidence of chronic pain with or without neuropathic characteristics in patients with cancer. Pain **158**（6）：1118-1125, 2017
4) Smith EML et al：Preliminary Assessment of a Neuropathic Pain Treatment and Referral Algorithm for Patients with Cancer. Journal of Pain and Symptom Management **42**（6）：822-838, 2011
5) スコット・スターンほか（編），竹本　毅（訳）：考える技術 臨床的思考を分析する．第3版，日経BPマーケティング，p.1-12, 2015
6) 日本緩和医療学会ガイドライン統括委員会：がん疼痛の薬物療法に関するガイドライン（2020年版）．金原出版，p.26-30, 2020
7) 日本ペインクリニック学会神経障害性疼痛薬物療法ガイドライン改訂版作成ワーキンググループ（編）：神経障害性疼痛薬物療法ガイドライン改訂第2版．真興貿易（株）医書出版部，2011
8) NCCN Clinical Practice Guidelines in Oncology（NCCN Guidelines®）2021 Adult Cancer Pain Version2. 2021

突出痛

事 例　Cさん，70歳代前半，男性．妻とは死別，一人暮らし．

【病名と今後の治療】肺扁平上皮がん，頸椎転移（C6）Stage Ⅳ.
今後，化学療法を開始予定.
【痛みの経過】2ヵ月前から首の後ろ側にうずくような痛みがあり徐々に増強したため，入院し精査の結果，肺がんの頸椎転移と診断．オピオイドが導入され，現在の安静時の首の痛みはNRS 1〜3に落ち着いている．しかし，トイレや最低限の活動以外はベッドで横になっていることが多く，食事は2割程度しかとれていない．言葉数は少なく，いつも険しい表情をしている．痛みが出た際にすぐに飲めるよう，レスキュー薬のモルヒネ（オプソ®内服液）5mgが本人の手元に1回分（1包）置かれているが，使用したことはなく，「痛くなっても，動かなければそのうち治まるから薬を飲むタイミングがわからない」「痛みが10になれば飲めばいいのかな」と，手元にレスキュー薬を準備しても，効果的に使用できていない様子がある．
【痛みに対する治療内容】
①がん疼痛治療薬の処方
- モルヒネ（MSコンチン®錠）10mg 1回1錠，1日2回（8時，20時）
- ナプロキセン（ナイキサン®錠）100mg 1回2錠，1日2回（朝・夕）
- モルヒネ（オプソ®内服液）5mg，1回1包，疼痛時．1時間以上空けて内服
②その他の疼痛に対する治療法
　疼痛緩和のために，がん化学療法の前に頸椎C6部位への緩和的放射線治療30Gy/10回（約2週間）の予定．また，破骨細胞の抑制によって痛みを緩和するために，デノスマブ（ランマーク®）を4週間ごとに皮下投与.

手がかり

✿ 看護師の直感で気になったこと：突出痛が存在しているのではないか？

　看護師は，Cさんがトイレ以外ほとんどベッドにいて，食事もとれていないことがとても気になっています．もしかしたら，起き上がると首に荷重がかかって痛みがひどくなっているのではないか，食事がとれないのは，首が痛くて食事の姿勢をとるのがつらく，食べられないのかもしれないと考えました．そうするとCさんは首の痛みをNRSで1〜3と言っているけれども，それは持続痛の痛みであって，姿勢や動きで数字以上の痛み，つまり突出痛があるのではないだろうか，看護師としてケアしなければならないのは，突出痛なのかもしれないと思い始めました．Cさんには，これから放射線治療が開始されます．Cさんは自分の痛みをどんな風に思っているのか，どんなときに痛く

なるのか，痛むときどうしたらよいか知っているのか，今の痛み止めで対応できているのか，もう少しCさんの痛みを深掘りしてアセスメントをしなくては，と考えました．

✤ 問　診

Cさんに，痛みの評価を一緒にさせてほしいと伝え，突出痛の状況を伺いました．

項目	質問の仕方	Cさんの返答
持続痛の緩和状況	この24時間の痛みは，平均するとどれくらいですか？	じっとしているときの痛みはほとんどなくなりました．数字で言うと1か2ぐらいです
突出痛の有無	痛みが急に強くなることはありますか？	あります
突出痛の部位	そのときは，どこが痛くなりますか？	（首の後ろ側を指しながら）いつも，ここが痛みます
突出痛の頻度	1日にどれくらい，急な痛みがありますか？	1日2〜3回ぐらいです
突出痛の誘発因子	何かがきっかけで，急な痛みが出現しますか？	動いたとき，しばらく立っているときですね
突出痛の軽減因子	こうすれば，急な痛みが和らぐということはありますか？	横になってじっとすると楽になります
突出痛の持続時間	急な痛みが出たとき，どれくらいの時間，痛みが持続しますか？	正確にはわからないけど，30分ぐらいかな
突出痛の程度	急に痛くなるときの痛みの強さは，数字（NRS）で言うとどのくらいですか？	5〜10ぐらいです
突出痛による生活への支障	急な痛みは，Cさんの日常生活をどれくらい妨げていますか？（返答が難しいときは，活動，睡眠，食事，排泄，感情，集中力などへの影響を伺う）	動くことは最小限にしています．食事のときに首を動かすと痛いから，すぐに飲み込めるものだけ急いで食べるようにしています
突出痛によるつらさ	急な痛みは，Cさんにとってどれくらいつらいですか？	いつ出るかわからない痛みが怖くて，何もできないので，すごくつらい
レスキュー薬の効果	急な痛みに対する鎮痛薬はどれくらい効果的ですか？	（レスキュー薬の）飲み方がよくわからないから，使っていません．痛みが10になったら飲んだらいいのかもしれないけど，そこまでいかずに自然に治まるかもしれないし，タイミングがわからないんです
レスキュー薬による副作用	もしレスキュー薬を使用している場合には，以下の質問を追加：急な痛みに対する鎮痛薬によって，眠気や吐き気などの副作用はありますか？	
薬剤の副作用	時間を決めて飲んでいるナイキサン®とMSコンチン®によって，何か副作用がありますか？	吐き気や眠気はないです．便秘もありません
薬剤の副作用による生活への影響	時間を決めて飲んでいるナイキサン®とMSコンチン®によって，どれくらい困っていますか？	特に困っていません

✿ フィジカルアセスメント

　デルマトーム（p.28 図 3 参照）およびオステオトームに沿って，脊髄が圧迫されて麻痺や神経障害が出現していないか確認しました．

✿ 検　査

▶画像検査

　MRI では，頸椎 C6 に溶骨性変化（骨が溶けてもろくなり，骨折を起こしやすい状態）がありました．脊髄圧迫を疑う初見はありませんが，骨折リスクは高い状況でした．

▶血液検査（重要な検査項目のみ抜粋）

【腎機能】 BUN 14mg/dL，Cre 0.72mg/dL，eGFR 90mL/分/1.73m^2（薬剤の腎排泄機能を確認：異常なし）．

【肝機能】 AST 22 IU/L，ALT 30 IU/L，γ-GTP 28 IU/L（薬剤の肝代謝機能を確認：異常なし）．

【血清カルシウム濃度】 8.8mg/dL（骨転移による高カルシウム血症を確認：異常なし）．

【栄養状態】 TP 6.8g/dL，Alb 3.0g/dL（食事摂取量低下による影響を確認：低下傾向，Alb の半減期は約 21 日なので今後も低下が予想）．

【炎症反応】 CRP 1.3mg/dL，WBC 9,200/μL（感染や腫瘍熱など疼痛を増強させる要因を確認：軽度上昇）．

▓ 推　論

✿ 突出痛の存在を確認する

　これまでの検査や問診で集めた情報から，C さんの 1 日の平均的な首の痛みは NRS 1〜3 であり，持続痛は緩和されていますが，立ち上がったり動いたりすることで，同じ部位に NRS 5〜10 の急激で強い痛みが生じていることが明らかになりました．「定期的に投与されている鎮痛薬で持続痛が良好にコントロールされている場合に生じる，短時間で悪化し自然消失する一過性の痛み」は，突出痛（breakthrough cancer pain：BTcP）と定義されています[1]．持続痛と同一部位の痛みが，発症からピークまで 10 分間程度で生じ，おおよそ 1 時間以内には自然消失するのが突出痛です[1,2]．C さんの痛みは急激に悪化し，30 分程度で自然に治まっていることからも，突出痛であると考えられます．

表1　突出痛のサブタイプ

	サブタイプ	特徴	痛みのパターン例	薬剤選択のポイント
突出痛	予測できる随伴痛	骨転移に伴う体動時の痛みや食事摂取時の嚥下痛など，誘発因子がはっきりしており予測可能		予防的にレスキュー薬を投与する
	誘発因子はあるが，予測できない随伴痛	咳嗽に伴う胸部痛や腸蠕動に伴う疼痛など，誘発因子ははっきりしているが，予測ができない		痛みが発生してから速やかに対応する
	誘発因子のない突出痛	特定できる誘発因子はなく，予測もできない疼痛		痛みが発生してから速やかに対応する
突出痛と混同されやすい持続痛	定時鎮痛薬の切れ目の疼痛	定時鎮痛薬の血中濃度の低下に伴い出現する．次の定時鎮痛薬投与の投与前に比較的緩やかに出現し，持続時間も長い		定時鎮痛薬の用量調整，最適化
	オピオイド調整中の疼痛	持続痛に対してオピオイド調整中に出現する．オピオイド開始直後に出現頻度が高い		定時鎮痛薬の用量調整，最適化

✤ Cさんの突出痛の特徴を見極める

　表1のように，突出痛にはサブタイプがあります．Cさんの突出痛は体動によって生じているので，「予測できる随伴痛」と考えられます．骨転移によって首の骨がもろくなっていますので，立位や坐位になると頭の重みで骨の歪みが生じ，首の後ろ側に「ズキーン」という痛みが生じているようです．麻痺や神経障害が生じると「ビリビリするような」痛みも一緒に出てきて，オピオイドだけでは緩和しにくいことがありますが，画像検査やフィジカルアセスメントの結果から，Cさんには麻痺や神経障害は生じていないようです．

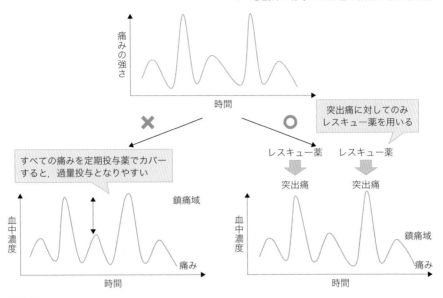

図1 **突出痛に対するレスキュー薬の考え方**

持続痛があり，ときどき短く強い痛み（突出痛）があるときの薬剤の考え方.

✿ 突出痛がCさんにもたらしている体験について考える

　Cさんは，坐位が保てないために食事摂取量が低下し，痛みが常に気になり「何もできなくて，とてもつらい」と，気持ちのつらさを強く体験しています．Cさんは，「なるべくじっとする」という対処法を見出していますが，それ以外に疼痛を軽減できる手段はまだつかめていないようです．また，レスキュー薬の使用体験もないため，痛み止めの効果の実感もない状況です．もう少し対処の幅が広がるように，Cさんと一緒に検討していく必要があります．

✿ Cさんの突出痛のマネジメントの方向性を考える

　Cさんの現在の安静時の痛みは緩和されているので，定期投与の鎮痛薬で突出痛がすべて消失することを目標とすると，オピオイドの過量投与を招きかねません（図1）．一方，このまま「できるだけ動かない」「痛みが10になるまで我慢する」という対処を続けていると，食事をしたり，気分転換したりという，普段の生活さえも難しくなります．動くと痛みが出るので，**動く前にCさんにとって最適なレスキュー薬をタイミングよく使用でき，日常生活を取り戻せる**ことが大事です．また，頸椎は可動性が大きい

ため，頸椎への負荷を最小限にする工夫などの**非薬物療法によるアプローチ**を取り入れる必要があります．

推論の検証

❀ Cさんに最適なレスキュー薬の剤形と量を検討する

レスキュー薬に用いる主なオピオイドを表2[1〜4] にまとめます．剤形や規格が複数あるので，生活を支える看護師の視点から，患者の飲みやすさや管理のしやすさにつながる情報を医師や薬剤師に提供することが大事です．Cさんの場合は頸部を後屈したり，起き上がると痛みが出現するため，横になったまま飲める水薬が適していると考えられます．また，1回あたりのレスキュー量は，内服・坐剤であれば1日投与量の1/6，持続皮下注・静注では1時間の早送りが目安量になります．Cさんは，1日あたりモルヒネ20mgが定期投与なので，レスキュー量の目安とされる1/6量は3.33…mgで，オプソ®内服液の最小用量である5mgで用量設定されています．

❀ レスキュー薬を使う最適なタイミングを検討する

Cさんの突出痛の緩和において，「レスキュー薬服用のタイミングがわかる」ことが重要な課題です．オプソ®内服液は，服用後およそ10〜30分ほどで効果が出現し，約1時間で効果が最も高くなります（表2）[1〜4]．そこで，Cさんと看護師で話し合い，1日の生活パターンに合わせて，レスキュー薬を使う基準を「朝起きて動きだす30分前」「放射線治療が開始となれば治療30分前」「急に痛みが出たときはNRSにこだわらず早めに内服」と決めました．

❀ 非薬物療法を検討する

頸椎の安定のために，主治医および整形外科医と相談の上，フィラデルフィア装具（前後屈を29%，回旋を44%程度に制限する頸椎固定の装具[5]）を装着することになりました．また，起き上がりや食事などの日常生活場面で，屈曲や回旋を避ける動きや体位の工夫について提案していくことにしました．

表2　レスキュー薬に用いられる主なオピオイドとその特徴

分類	商品名	剤形	規格	効果発現時間	最大効果発現時間	効果持続時間	選択のメリットと使用法
フェンタニル	アブストラル	口腔粘膜吸収型製剤（舌下錠）	100μg, 200μg, 400μg	5〜10分	30〜60分	1時間以上	1回の突出痛に対して30分以上あけて1回のみ追加可。前回の投与から2時間以上あけて1日4回までにとどめる（海外では4時間以上とされることもある）
	イーフェン	口腔粘膜吸収型製剤（バッカル錠）	50μg, 100μg, 200μg, 400μg, 600μg, 800μg	5〜10分	30〜60分	1時間以上	1回の突出痛に対して30分以上あけて1回のみ追加可。前回の投与から4時間以上あけて1日4回までにとどめる
ヒドロモルフォン	ナルラピド	錠剤	1mg, 2mg, 4mg	10〜30分	30〜60分	4〜6時間	溶けやすい錠剤で飲みやすい
	ナルベイン	注射剤	2mg/1mL/A, 20mg/2mL/A	2.5〜5分（静脈内投与）約5〜15分（皮下投与）	5〜15分	2〜5時間	静脈内・皮下に投与可能
オキシコドン	オキノーム	散剤	2.5mg/0.5g/包, 5mg/1g/包, 10mg/1g/包, 20mg/1g/包	15〜30分	30〜60分	4〜6時間	甘みがあり、水にも溶けやすいので10mL程度の水に溶かして飲んでもよい
	オキファスト	注射剤	10mg/1mL, 50mg/5mL	5分以内	5〜15分	2〜5時間	静脈内・皮下に投与可能
モルヒネ	オプソ	内用液剤	5mg/2.5mL, 10mg/5mL	10〜30分	30〜60分	3〜6時間	頸部を後屈せずに内服できる
	モルヒネ塩酸塩	散剤・錠	錠10mg				散剤は、水に溶かして内用液剤としても使用できる
	アンペック	坐剤	10mg, 20mg, 30mg	20〜60分	1〜2時間	6〜10時間	経直腸投与できる唯一のオピオイド
	アンペック モルヒネ塩酸塩	注射剤	10mg/mL（1%製剤）, 50mg/5mL（1%製剤）, 200mg/5mL（4%製剤）	5分以内	5〜15分	2〜5時間	静脈内、皮下、硬膜外、くも膜外に投与可能（4%製剤は硬膜下へ投与しない）

[文献1〜4)を参考に作成]

問題の判断

　今後は，Ｃさんが「レスキュー薬を使ってみて，いつもより痛みが増強せずにすんだ」という体験をできるように，効果的なタイミングでの内服を支援することが大切です．また，非薬物療法を組み合わせて，薬物療法の効果をさらに高めることがケアの要になります．

提供した看護と評価

✤ レスキュー薬の効果を実感できるように内服を促す

　最初はＣさんに，トイレや洗面，食事という動作が続く起床時に，オプソ®内服液の内服を促しました．内服した30分後に声をかけて起き上がると，Ｃさんの痛みはNRS 1〜2程度とかなり軽減されており，いつもよりも多く食事を摂取することができました．眠気などの不快な副作用もありませんでした．

✤ Ｃさん自身がレスキュー薬をタイミングよく使用できるように関わる

　その後もＣさんと看護師で決めた使用基準に基づき，看護師からレスキュー薬内服のタイミングで声をかけるようにし，一緒に効果を確認しました．それを数回繰り返していると，Ｃさんから，「今日はシャワーを浴びたいから，30分前に使ってみようかな」「レスキューは何時間あけて使用できるの？」と，レスキュー薬の効果を感じ，薬剤に対する理解を深めようとする様子がみられました．看護師は，Ｃさん自身でレスキュー薬のタイミングや効果，副作用が可視化できるように，痛み日記の記載を促しました．Ｃさんは，「こうして書いておくと振り返りやすいね」と話し，看護師はここ数日，Ｃさんに強い痛みが出現しておらず，効果的なタイミングでレスキュー薬を内服できていることをフィードバックしました．

✤ 非薬物療法を提供する

　Ｃさんと一緒にフィラデルフィア装具の装着方法の確認を行いました．さらに回旋や屈曲が出現しやすい場面をＣさんに伝え，首に負担のかかりにくい起き上がり動作などを練習しました．放射線治療中は装具を外すので，首の後ろが浮かないようにバスタオルで隙間を埋め，頸部を固定するようにしました．食事は，食材を軟らかくして切り

分けて，味噌汁はスプーンで飲むなど，後屈を避けるような提供方法が検討されました．さらに，頸部を安定させたまま，ベッド上で洗髪を介助したり，肩や腕の筋緊張をとるためのマッサージや深呼吸法を取り入れ，リラクゼーション効果が得られるように関わりました．

✤ 痛みの変化とケアの評価

　1日のレスキュー薬の使用回数は2〜3回程度となり，NRSで5〜10であった突出痛も，予防内服により2以下となりました．痛みを我慢して急いで食事をとることもなくなり，食事摂取量も平均して8割程度まで回復しました．放射線治療が終わる頃には，Cさんから，「いつ出るかわからない痛みが怖くて何もできない，僕の人生も終わりか…と，追い詰められていたけど，ようやく自分を取り戻せた気がする．次は化学療法も始まるし，自分のペースでやっていかないとね」と話してくれました．看護師が突出痛の特徴やその薬剤に関する知識をもち，Cさんに必要なケアを丁寧に検討・提供したことで，Cさんは「突出痛へ対処できる」と思えるようになりました．

臨床推論の 落とし穴

　急激に増強する突出痛は，交感神経の興奮などの身体的な影響だけでなく，病気や死に対する不安や恐怖も増大させ，患者にとって非常につらい症状の1つです．看護師は，まず突出痛の存在に気づき，患者の「何もできない」「怖くてたまらない」という思いをしっかりと受け止めながら，少しずつ「対処できる」という感覚を取り戻せるように支援することが大切です．

文　献

1) 日本緩和医療学会ガイドライン統括委員会（編）：がん疼痛の薬物療法に関するガイドライン（2020年度版），金原出版，2020
2) 倉田宝保（監），蓮尾英明（編）：がん治療医が本当に知りたかった緩和ケアのレシピ．メジカルビュー社，p.261-264，2020
3) 田上恵太ほか：オピオイド．緩和ケアレジデントマニュアル，第2版（森田達也ほか監，西智弘ほか編），p.68-101，医学書院，2022
4) 岡本禎晃ほか：強オピオイド．がん疼痛治療薬まるわかりBook，第1版（細矢美紀ほか編），照林社，p.6-61，2018
5) Johnson RM, et al：Cervical orthoses. A study comparing their effectiveness in restricting cervical motion in normal subjects. J Bone Joint Surg Am **59**（3）：332-339，1977

オピオイド使用時のポイント

レスキュー薬のポイント

▶ レスキュー薬の投与間隔の調整

☑ レスキュー薬の投薬間隔は，副作用を避ける観点から守る必要性があり，患者に服薬指導する上でも重要である．痛みの閾値が上昇しやすい夜間帯に適切な鎮痛が行える方法を考えることは，QOL の向上につながる．

☑ 突出痛はおおむね 1 日 4 回程度で，それ以上出現する場合は持続製剤の投与量を再検討する必要がある．よって，レスキュー薬はどの製剤（ROO も SAO）も 1 日 4 回程度の使用に留め，4 回を超える場合は持続痛の治療を再検討する．

▶ レスキュー薬の 1 日の起点について（図 1）

☑ 0 時を起点にすると，夜中に 5 回目の投与の必要性が考えられる．つまり，23 時に痛みを訴えられた場合，1 時間待ってもらうのかということである．

☑ 14 時を起点にすると，5 回目の投与が日勤時間帯であるので，医師と相談して 5 回目を投与するのか，持続製剤を増量するのかを決めることができる．

オピオイドスイッチングのポイント

☑ オピオイドスイッチングとは，オピオイドの変更のことである．使用中のオピオイドで副作用が生じた場合や内服が困難になった場合，効果が不十分な場合に，別のオピオイドや，同じオピオイドで投与経路を変更する（図 2, 3）．

☑ オピオイドスイッチングには換算比が利用される．しかし，換算比は完全ではなく，変更時の目安としてのみ利用し，変更後のアセスメントが重要になる．

☑ オピオイドスイッチングで特に注射剤へ切り替えるときは，痛みのコントロール目的の場合は換算比より多い量，全身状態の悪化で内服が困難になった場合は換算比より少ない量へ変更する[1, 2]．

文　献

1) WHO：ANNEX 6：Pharmacological Profiles and Opioid Conversion Tables. WHO Guidelines for the Pharmacological and Radiotherapeutic Management of Cancer Pain in Adults and Adolescents. p.117, 2018
〔https://www.ncbi.nlm.nih.gov/books/NBK537482/（2024 年 1 月 30 日確認）〕
2) 日本緩和医療学会ガイドライン統括委員会（編）：オピオイドスイッチング．がん疼痛の薬物療法に関するガイドライン（2020 年版），金原出版，p.58，2020

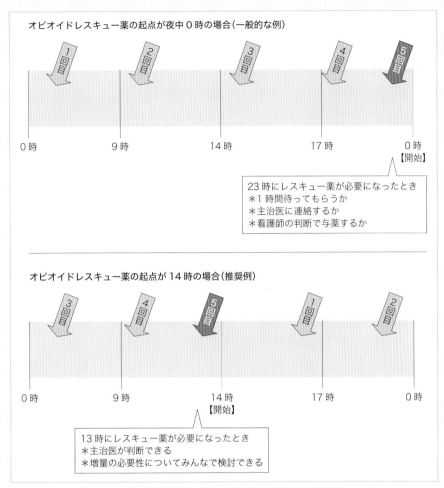

図1 **オピオイドレスキュー薬の投与判断において起点とする時間**

開始時間を工夫することで，スタッフのストレスが軽減され，疼痛管理も良好になる．

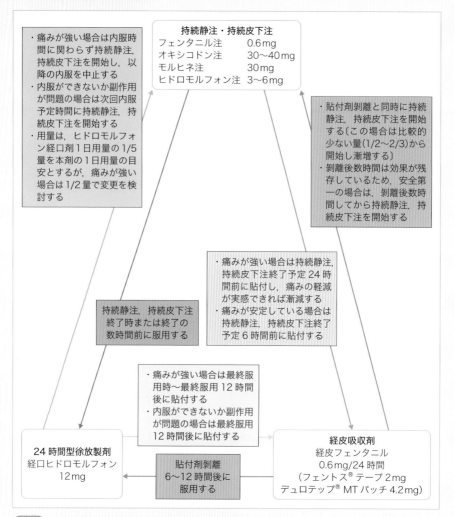

・痛みが強い場合は内服時間に関わらず持続静注，持続皮下注を開始し，以降の内服を中止する
・内服ができないか副作用が問題の場合は次回内服予定時間に持続静注，持続皮下注を開始する
・用量は，ヒドロモルフォン経口剤1日用量の1/5量を本剤の1日用量の目安とするが，痛みが強い場合は1/2量で変更を検討する

持続静注・持続皮下注
フェンタニル注　　　　0.6mg
オキシコドン注　　　　30〜40mg
モルヒネ注　　　　　　30mg
ヒドロモルフォン注　3〜6mg

・貼付剤剥離と同時に持続静注，持続皮下注を開始する〔この場合は比較的少ない量（1/2〜2/3）から開始し漸増する〕
・剥離後数時間は効果が残存しているため，安全第一の場合は，剥離後数時間してから持続静注，持続皮下注を開始する

・痛みが強い場合は持続静注，持続皮下注終了予定24時間前に貼付し，痛みの軽減が実感できれば漸減する
・痛みが安定している場合は持続静注，持続皮下注終了予定6時間前に貼付する

持続静注，持続皮下注終了時または終了の数時間前に服用する

・痛みが強い場合は最終服用時〜最終服用12時間後に貼付する
・内服ができないか副作用が問題の場合は最終服用12時間後に貼付する

24時間型徐放製剤
経口ヒドロモルフォン
12mg

貼付剤剥離
6〜12時間後に服用する

経皮吸収剤
経皮フェンタニル
0.6mg/24時間
（フェントス® テープ2mg
デュロテップ® MTパッチ4.2mg）

図2　「24時間型徐放製剤」とのオピオイドスイッチング

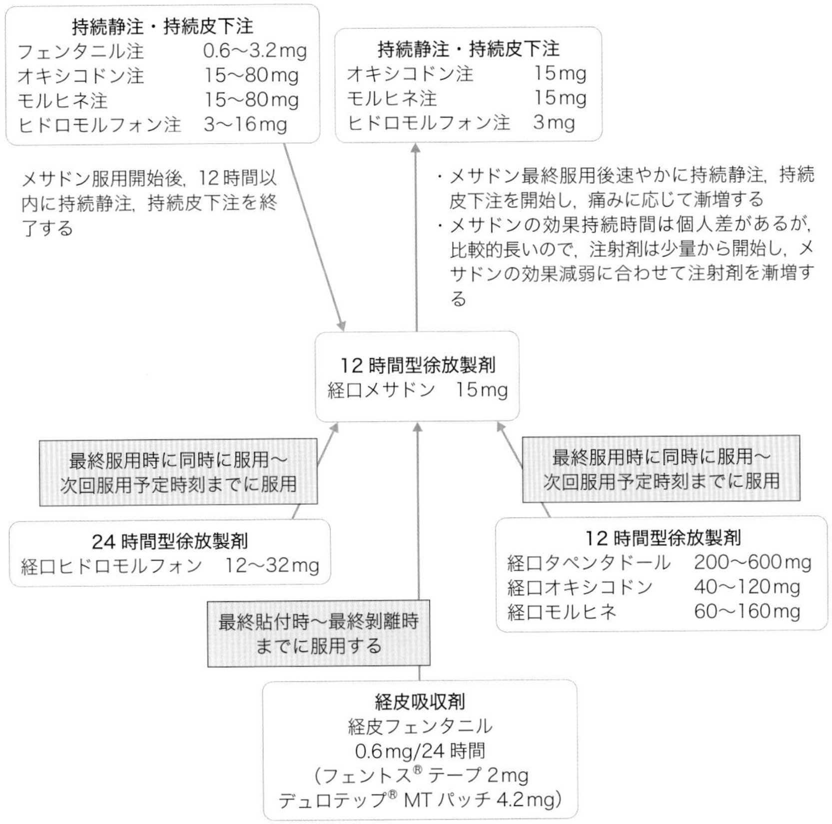

持続静注・持続皮下注
フェンタニル注　0.6～3.2mg
オキシコドン注　15～80mg
モルヒネ注　　　15～80mg
ヒドロモルフォン注　3～16mg

持続静注・持続皮下注
オキシコドン注　15mg
モルヒネ注　　　15mg
ヒドロモルフォン注　3mg

メサドン服用開始後，12時間以内に持続静注，持続皮下注を終了する

・メサドン最終服用後速やかに持続静注，持続皮下注を開始し，痛みに応じて漸増する
・メサドンの効果持続時間は個人差があるが，比較的長いので，注射剤は少量から開始し，メサドンの効果減弱に合わせて注射剤を漸増する

12時間型徐放製剤
経口メサドン　15mg

最終服用時に同時に服用～次回服用予定時刻までに服用

最終服用時に同時に服用～次回服用予定時刻までに服用

24時間型徐放製剤
経口ヒドロモルフォン　12～32mg

12時間型徐放製剤
経口タペンタドール　200～600mg
経口オキシコドン　　40～120mg
経口モルヒネ　　　　60～160mg

最終貼付時～最終剥離時までに服用する

経皮吸収剤
経皮フェンタニル
0.6mg/24時間
（フェントス®テープ2mg
デュロテップ®MTパッチ4.2mg）

換算表（メサペイン®錠1日投与量の目安）

メサドン塩酸塩 (mg/日)	15mg/日 (5mg/回×3回)	35mg/日 (10mg/回×3回)	45mg/日 (15mg/回×3回)
モルヒネ 経口剤	60≦～≦160 mg/日	160<～≦390 mg/日	390< mg/日

図3　**メサドンとのオピオイドスイッチング**

67

鎮痛薬（オピオイド）
フェンタニル

フェンタニルの特徴

- μ 受容体に選択的に作用する合成のオピオイド.
- 鎮痛効果はモルヒネの 50〜100 倍と言われているが，フェンタニルからモルヒネに変更して緩和される痛みもある.
- 経皮吸収や粘膜吸収が良好であるため，内服の製剤はない.
- モルヒネ，オキシコドンに比べ，便秘，傾眠などの副作用が少ない.
- モルヒネ，オキシコドンからフェンタニルに変更した場合は，便秘が軽減することがあるため，便秘治療薬の継続を検討するなどの注意が必要.
- 悪心・嘔吐の頻度が少ないと言われているが，フェンタニルの悪心は常にムカムカするといった訴えより，体動時の悪心・嘔吐が多い．この場合は抗ヒスタミン薬の投与を検討する（プリンペラン®ではなく，トラベルミン®を選択する）.
- 薬物代謝酵素 CYP3A4 で代謝され，代謝物に活性はない.
- 腎機能障害のある患者にも比較的安全に使用できる.
- 一部の貼付剤では非がんの慢性疼痛に保険適用がある.
- 貼付剤には 24 時間製剤と 72 時間製剤がある.
- 注射剤の濃度は 1 種類である.

換算比

経口モルヒネ1日量	30mg	60mg	120mg	180mg
持続皮下注	0.3mg/日	0.6mg/日	1.2mg/日	1.8mg/日
デュロテップ®MTパッチ（3日用）	2.1mg	4.2mg	8.4mg	12.6mg
フェントス®テープ（1日用）	1mg	2mg	4mg	6mg
ワンデュロ®パッチ（1日用）	0.84mg	1.7mg	3.4mg	5mg

相互作用

- CYP3A4 阻害作用のある薬物との併用や食品（イトラコナゾールやグレープフルーツジュース）により，フェンタニルの血中濃度が上昇する可能性がある．
- CYP3A4 の誘導作用のある薬物との併用により，フェンタニルの血中濃度が低下する可能性がある．
- 中枢神経抑制薬との併用により，相加的に中枢神経抑制作用が増強する可能性がある．
- セロトニン作動薬との併用により，セロトニン症候群の危険性が増加する可能性がある．

Tips

オピオイドの始め方

　がん患者の痛みの原因はさまざまであるが，がんが原因でアセトアミノフェンや非ステロイド性消炎鎮痛薬（NSAIDs）の効果が不十分になったときは，まずオピオイドを使用する．
　オピオイドの使用のコツは，早期から少量の持続製剤を開始し，悪心・嘔吐，傾眠といった副作用を軽減することである．この早期というのは，アセトアミノフェンやNSAIDs を投与しているにもかかわらず，「常に痛みがある」「薬の効果の切れ目に痛みが生じる」「夜間痛みで目が覚める」「常に痛いわけではないが，日常生活動作に支障がある」などといった状態のことである．

持続製剤 貼付剤

主な製品名

フェントス®テープ
0.5mg，1mg，2mg，4mg，6mg，8mg

デュロテップ® MT パッチ
2.1mg，4.2mg，8.4mg，12.6mg，16.8mg

ワンデュロ® パッチ
0.84mg，1.7mg，3.4mg，5mg，6.7mg

適　応

● がん疼痛（中等度～高度の痛み）．

適応外

● 全身の皮膚疾患のある患者，かゆみの強い患者，発汗が多い患者．

用法・用量

フェントス®テープ 0.5mg，1mg，2mg， 4mg，6mg，8mg	オピオイドを使用していない場合は 0.5mg より開始する．他のオピオイドから本剤に切り替えて使用する場合，本剤貼付前に使用していたオピオイドの用法および用量を勘案して，0.5mg，1mg，2mg，4mg，6mg のいずれかの用量を選択する
デュロテップ® MT パッチ 2.1mg，4.2mg，8.4mg， 12.6mg，16.8mg	オピオイドから切り替えて使用する．初回貼付用量は本剤投与前に使用していたオピオイドの用法・用量を勘案して，2.1mg（12.5μg/時），4.2mg（25μg/時），8.4mg（50μg/時），12.6mg（75μg/時）のいずれかの用量を選択する
ワンデュロ®パッチ 0.84mg，1.7mg，3.4mg， 5mg，6.7mg	本剤は，オピオイドから切り替えて使用する．初回貼付用量は本剤投与前に使用していたオピオイドの用法・用量を勘案して，0.84mg，1.7mg，3.4mg，5mg のいずれかの用量を選択する

体内動態

● 最高血中濃度到達時間：約 20 時間（単回投与）
● 剥離後の血中濃度半減期：20～40 時間
● 効果発現時間：6 時間
● 効果持続時間：72 時間

看護の視点から注意すること

▶服用（与薬）に際して

● 貼付剤は皮膚に密着していることで吸収される．よって，皮膚のしわや骨などの凹凸部で完全に密着していないと吸収率が低下し，期待した鎮痛効果を得ることができない．

貼付方法

● 貼付面に触れないように，必ずライナー部分を保持して貼付する．

保湿と清潔

● 皮膚の清潔に注意し，貼付前には皮膚を乾いたタオルやティッシュペーパーで清拭し，汗や汚れを除去した上で貼付する．翌日の貼付予定部位を，入浴後や就寝前にヘパリン類似物質のクリームなどで保湿することが望ましい．このケアは，当日でなく前日に行うことで，使用したクリームが残存しないため剥がれの原因とならない．また，ヘパリン類似物質の軟膏やワセリンなどは残存し，剥がれの原因になるため使用を避ける．

部位と貼付方向

● 貼付部位は皮膚の凹凸が少なく，発赤や皮疹がない部位を選択する．

①前胸部

● 貼付しやすく観察しやすい部位として前胸部が選択される．たわみは密着できないことのみならず，剥がれの原因にもなるため注意が必要である．るい痩により肋骨の凹凸が著明である場合は，貼付剤のたわみを避けるため，鎖骨下縁付近（鎖骨にかからない）を選択するとよい．女性の場合では，特に体位により乳房の膨らみで皮膚のたわみを生じるため，側臥位でたわみの少ない部位を選択して貼付するのもよい．

②上腕部，大腿部

● 上腕部や大腿部は，患者が貼付しやすく管理しやすい．発汗の多い患者に選択される．

剥がれと貼付時の工夫

● 本剤が貼り替え時間までにどの程度剥がれた場合に貼り替えるか，方針を各施設で統一する．本剤の半減期は剥離後 20〜40 時間である．剥がれやすいからといって，製剤の上からフィルムドレッシング剤で覆うことはしない．上記の注意点を守っても剥がれてしまう場合は，貼付剤非適応と考え，他のオピオイドへのスイッチングを考慮する．

● フィルムドレッシング剤には，フェンタニルを通過させるものがあるため，半面貼付する場合は OPSITE FLEXIFIX，優肌パーミロール®を推奨し，3M テガダーム™ロールは推奨しない[1]．また使用済み貼付剤のフェンタニルの残存率から，フェンタニル貼付剤の吸収にばらつきがある[2]．よって，看護師の貼付技術を病棟で統一する必要がある．

● また，たとえば 0.5mg 製剤であれば上腕部に縦に貼るなど，製剤の印字の向きに

こだわらず，貼付面の安定性を優先することがポイントである（図1）.

服薬説明

- 貼付剤は，皮膚から持続的に吸収され血中に入って効果が発揮されるが，痛みがあるときに患部にピンポイントに貼る湿布薬と混同されるといった誤解が生じないよう説明が必要である[3].
- 貼付剤は，数時間程度であれば鎮痛効果に影響がないため，毎日入浴する患者では，貼り替え時間を決めるより，入浴前に剝がし，入浴後に新しい製剤を貼付するよう指導する方がアドヒアランスの向上につながる場合がある.

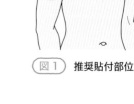

図1　推奨貼付部位

▶効　果

- 初回貼付後1〜2時間で血中にフェンタニルが検出され，貼付後約20時間で最高血中濃度に到達し，貼付後2日目以降に定常状態に到達する[4]. 剝離後は16〜24時間鎮痛効果が持続するので，投与開始時間や中止時間に注意する. また，24時間製剤では本剤の血中濃度が定常状態に達するまでに2日間を要することを踏まえ，それまではレスキュー薬を使用し，ベースの増量を医師に依頼しない. 72時間製剤では，貼付3日目に血中濃度が低下して痛みを生じる場合がある. 3日間鎮痛が維持できない場合は，増量を行うか24時間製剤を考慮する.
- 4mg以上の製剤を貼付する場合，貼付面積の確保の問題が生じるため，剝がれていないかをより注意深く観察し，疼痛状況に変化が生じていないかを慎重にアセスメントする必要がある. 製剤を増量しても安定的な貼付が行えない場合は，疼痛状況が悪化することがある. また，40℃以上の発熱があったり，入浴などで貼付部位の温度が上昇すると，本剤の吸収量の増加による過量投与になる場合がある.

▶副作用

- 眠気，悪心・嘔吐，便秘，せん妄，呼吸抑制，貼付部位の瘙痒感，発疹が現れることがある. 貼付部位の副作用について清潔保持と保湿ケアを十分に行っても改善しない場合は，本剤の適応について検討する.

眠　気

- 発熱時は，フェンタニルの吸収速度が影響を受け眠気が強く現れることがある.
- 一日中眠気が強く，日常生活に大きく支障が及ぶ場合は，フェンタニルが過量である可能性を疑う.

悪心・嘔吐

- 他のオピオイドから本剤に切り替えた場合，先行オピオイドの退薬症候の可能性[5]

を考慮する．

- 耐性が形成される 1 週間を過ぎても症状が持続していないか観察する．
- 症状発症のタイミングを詳細に聞き取る（たとえば体動時に生じているか，常に生じているか，など注意深く観察する）．

便　秘

- オピオイド開始後に発現した便秘であることを確認する．
- 大腸刺激性下剤や浸透圧性下剤を使用しながら排便状況を観察する．
- オピオイド誘発性便秘への対応としてナルデメジンの使用を検討する．

せん妄

- オピオイド以外のせん妄誘発因子や，直接因子のアセスメントを行う．
- 患者・家族の不安緩和に努め，考えられる症状の原因を説明する．また家族には，患者の言動や行動を強く否定しないことや，転倒を防止するなどの安全の確保に努めるよう指導する．

呼吸抑制

- 眠気が強い場合は，呼吸抑制が見落とされやすいことを念頭に置く．
- 増量時に発現することを認識する．たとえば，「痛みが強いため，2 枚目を追加貼付した」などの，使用状況の有無を観察する．

貼付部位の瘙痒感・発疹

- 貼付剤を剥がした後の皮膚の観察を怠らない．

▶ その他

- 刺青（入れ墨）のある部位への本剤の貼付は禁忌ではないが，効果について経時的評価を行い，適応があるかどうかを判定する．

Tips

オピオイド開始時の患者の不安

　日本ホスピス・緩和ケア研究振興財団の調査（『ホスピス・緩和ケアに関する意識調査』2012 年版）によると，一般の人の医療用麻薬のイメージで最も回答率が高かったのは「痛みが和らぐ」で，次いで「最後の手段だと思う」「副作用がある」「依存になる」「体に悪い」など否定的なイメージが続いた．私たち医療者は，このようなイメージをもっている患者や家族へオピオイドをすすめているということを忘れてはいけない．

速放製剤	舌下錠

主な商品名

アブストラル®舌下錠
100μg（白色），200μg（黄色），400μg（ピンク色）

適　応

- 強オピオイドを定時投与中のがん患者における突出痛の鎮痛．
- 予測できない突出痛への対応．

適応外

- 一定時間舌下を維持できない場合や，意識が混濁している場合．

用法・用量

アブストラル®舌下錠 100μg（白色），200μg（黄色）， 400μg（ピンク色）	・通常，成人には1回の突出痛に対して，フェンタニルとして100μgを開始用量として舌下投与する．用量調節期に，症状に応じて，フェンタニルとして1回100，200，300，400，600，800μgの順に一段階ずつ適宜調節し，至適用量を決定する ・用量調節期に1回の突出痛に対して，十分な鎮痛効果が得られない場合には，投与から30分後以降に同一用量までの本剤を1回のみ追加投与できる ・用量調節期の追加投与を除き，前回の投与から2時間以上の投与間隔をあけ，1日あたり4回以下の突出痛に対する投与にとどめること

体内動態

- 最高血中濃度到達時間：30〜60分
- 血中濃度半減期：12時間
- 効果発現時間：5〜10分
- 効果持続時間：1時間以上
- 生物学的利用率：50%

看護の視点から注意すること

▶服用（与薬）に際して

- 使用間隔を2時間以上あけて，4回/日まで使用可能である．投与後30分経過した

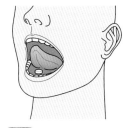

図2 舌下錠の服用方法

時点で疼痛状況に改善がない場合は，同量を追加与薬する（1回のみ）.

- がん患者では口腔内が乾燥していることが多いため，錠剤の溶解に影響が出ないように，舌下投与前に少量の飲水をするか口腔ケアを実施して，口腔内粘膜の湿潤を促進した上で投与する．舌下錠は舌の下の一番奥に置き（図2），噛まずに，溶け切るまで嚥下しない．また，完全に溶解していない状態で嚥下してしまった場合も，粒子が口腔内に付着し，フェンタニルが吸収されるため効果に影響がないことを患者に説明する.

▶効　果
- フェンタニルは，その他のオピオイドに比べ吸収が速いため，投与から約5分で効果が得られる．そのため，予測できない突出痛のコントロールにも有効で，体位を選ばないため患者のQOLの改善に結びつく.

▶副作用
- 眠気，悪心・嘔吐，めまいなど.
- フェンタニルはその他のオピオイドより副作用発現のリスクが少ないとされるが，用法・用量から逸脱した頻回な使用は，血中濃度の上昇に伴う副作用の危険性がある.

　眠　気
  - 一日中眠気が強く，日常生活に大きく支障が及ぶ場合は，フェンタニル過量の可能性を疑う．たとえば1回量が多い，投与間隔が短いなど.

　悪心・嘔吐
  - 耐性が形成される1週間を過ぎても症状が持続していないか観察する.
  - 症状発症のタイミングを詳細に聞き取る（たとえば体動時に生じているか，常に生じているかなど注意深く観察する）

▶その他
- 錠剤の大きさは用量に関わらず同一で，特にオピオイド増量に抵抗感のある患者で

は，使用する心理的負担感が少ない．患者にとってオピオイドの増量は，病気の進行を想起させるため，進行がん患者への心理負担への配慮は重要である．

● 効果持続時間が短くなる理由としては，突出痛の増悪やがん悪液質の進行に伴う低アルブミン血症の進行が考えられる．また，患者のADLの状況，嚥下状況，認知機能低下，せん妄などで適切にレスキュー薬が使用できない場合は，十分にアセスメントし適応を見極める必要がある．

Tips

突出痛とレスキュー薬

　レスキュー薬とは，突出痛の治療薬である．レスキュー薬は即効性製剤（Rapid Onset Opioid：ROO）と短時間作用製剤（Short Acting Opioid：SAO）に分類され，それぞれに特徴があるが，多くの患者にとっては効果に差はない．

　突出痛とは，がんの痛みが徐放製剤でコントロールされているにもかかわらず，1日に数回出現する痛みのことである．痛みの性質は持続痛の増悪であったり，体動時痛など別の痛みであったりする．

　オピオイドの初回投与時はほとんどの場合，オピオイドの速放製剤を必要としない．今までアセトアミノフェンのみで痛みの治療を行っており，効果が不十分でオピオイドの少量徐放製剤を開始した場合，オピオイドの速放製剤は過量投与になる可能性が高い（例：ヒドロモルフォン徐放製剤2mgに対して，ヒドロモルフォン速放製剤1mgは明らかに多い）．よって，持続痛が徐放製剤で緩和されたのちに，レスキュー薬が必要かの判断を行う．

　定時オピオイドの増量をする際，自動的にレスキュー薬の投与量を増量しない．レスキュー薬の投与量は，必ず定時オピオイドとは独立してタイトレーションする必要がある[1]．

　また，レスキュー薬使用後の効果・副作用・用量のアセスメントは必須である．

文献1）岡本禎晃ほか（編）：基本的知識と症例から学ぶ がん緩和ケアの薬の使い方 アセスメント・処方提案の考え方が身につく．じほう，2019

速放製剤　　　　　　　　 バッカル錠

主な商品名
. . . .

イーフェン®バッカル錠
50μg, 100μg, 200μg, 400μg, 600μg, 800μg

- 50μg, 100μg は同一の大きさ. 200μg, 400μg, 600μg, 800μg は前者に比べてややサイズが大きくなる.

適　応

- 強オピオイドを定期投与中のがん患者における突出痛の鎮痛.
- 予測できない突出痛への対応.

適応外

- 一定時間バッカル部位での維持が困難な場合や, 意識が混濁している場合.
- 総義歯の患者, 顎骨壊死のある患者, 歯槽膿漏のある患者.

用法・用量

イーフェン®バッカル錠 50μg, 100μg, 200μg, 400μg, 600μg, 800μg	・通常, 成人には1回の突出痛に対して, 50または100μg を開始用量とする. 用量調節期に, 症状に応じて, フェンタニルとして1回50, 100, 200, 400, 600, 800μg の順に一段階ずつ適宜調節し, 至適用量を決定する ・用量調節期に1回の突出痛に対して, 投与から30分後以降に同一用量までの本剤を1回のみ追加投与できる ・用量調節期の追加投与を除き, 前回の投与から4時間以上の投与間隔をあけ, 1日あたり4回以下の突出痛に対する投与にとどめること

体内動態

- 最高血中濃度到達時間：30〜60分
- 血中濃度半減期：5〜6時間
- 効果発現時間：5〜10分
- 効果持続時間：2時間以上
- 生物学的利用率：65%

看護の視点から注意すること

▶服用（与薬）に際して

- 使用間隔を4時間以上あけて，4回/日まで使用可能である．投与後30分経過した時点で疼痛状況に改善がない場合は，同量を追加与薬する．
- がん患者では口腔内が乾燥していることが多いため，錠剤の溶解に影響が出ないように，舌下投与前に少量の飲水をするか口腔ケアを実施して，口腔内粘膜の湿潤を促進した上で投与する．錠剤をバッカル部位（上奥歯と歯茎と頬の間）（図3）に挟み，唾液により徐々に溶解させて，口腔粘膜から吸収させる．噛まずに，溶け切るまで嚥下しない．また，完全に溶解していない状態で嚥下してしまった場合も，粒子が口腔内に付着し，フェンタニルが吸収されるため効果に影響がないことを患者に説明する．クエン酸配合のため酸味を感じたり，発泡による炭酸ガス発生により渋みを感じたりする場合もあるため，使用前に説明する．
- バッカル部位で錠剤の保持が困難な場合は，舌下投与とする場合もある（日本では保険適用外使用）．ただし，本剤には粘膜吸着剤が配合されていないため，錠剤の崩壊後も投与後20〜30分間は飲水などを避けることが望ましい．

▶効　果

- フェンタニルは，その他のオピオイドに比べ吸収が速いため，投与から約5分で効果が得られる．そのため予測できない突出痛のコントロールにも有効で，使用方法が簡便で体位を選ばないため，患者のQOLの改善に結びつく．ただし，1回50〜800μgのいずれかの容量に限る．投与間隔は4時間あける必要があるが，突出痛の程度によっては投与されているレスキュー量では不足している場合がある．その場合は，投与30分後に追加1錠が可能（1回のみ）である．

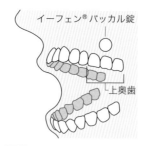

イーフェン®バッカル錠

上奥歯

図3　バッカル錠の服用方法

〔帝國製薬/大鵬薬品工業：患者向医薬品ガイド（イーフェンバッカル錠）（2020年3月更新），p.5，2020より引用〕

▶副作用

● 眠気，悪心・嘔吐，めまいなど．

● フェンタニルはその他のオピオイドより副作用発現のリスクが少ないとされるが，用法・用量から逸脱した頻回な使用は，血中濃度の上昇に伴う副作用の危険性がある．

眠 気

  ● 一日中眠気が強く，日常生活に大きく支障が及ぶ場合は，フェンタニル過量の可能性を疑う．たとえば1回量が多い，投与間隔が短いなど．

悪心・嘔吐

  ● 耐性が形成される1週間を過ぎても症状が持続していないか観察する．

  ● 症状発症のタイミングを詳細に聞き取る（たとえば体動時に生じているか，常に生じているかなど注意深く観察する）．

▶その他

● 50μgと100μgの直径は6.4mm，200μg以上の直径は8.0mmで，用量により錠剤の大きさが異なる．患者にとってオピオイドの増量は，病気の進行を想起させるため，錠剤の大きさが変わる際に進行がん患者への心理負担への配慮が重要である．

● 効果持続時間が短くなる理由としては，突出痛の増悪やがん悪液質の進行に伴う低アルブミン血症の進行が考えられる．また，患者のADLの状況，嚥下状況，認知機能低下，せん妄などで適切にレスキュー薬が使用できない場合は十分にアセスメントし適応を見極める必要がある．

● 製剤の特徴としてOra Vescent®*1という製剤技術が用いられているため，高い最高血中濃度と速い最高血中濃度到達時間が得られるとされている．そのため，アブストラル®を使用していた患者がイーフェン®の同量に変更した場合，効果・副作用が強く発現する可能性がある（表1）．

---

*1 Ora Vescent®：発泡成分およびpH調整成分として無水クエン酸，炭酸水素ナトリウム，乾燥炭酸水素ナトリウムを配合した製剤技術で，高い最高血中濃度と速い最高血中濃度到達時間が得られる．

表1　オピオイド速放製剤の体内動態と作用発現時間

	フェンタニル	
	アブストラル®舌下錠	イーフェン®バッカル錠100μg
製剤	即効性オピオイド	
最高血中濃度到達時間	0.5 時間	0.75 時間
作用発現時間	10 分*	10 分*
効果持続時間	1 時間以上*	2 時間以上*
血中濃度半減期	5.0 時間	7.7 時間
生物学的利用率	50％（55％*）	65％
投与間隔	2 時間以上あける	4 時間以上あける
鎮痛効果の判定	投与30分後追加投与可能 次回投与量のタイトレーション	

〔* Twycross R, et al（eds）：Palliative Care Fomulary, 6th Edition, Pharmaceutical Press, 2017 より引用・筆者翻訳〕

Tips

オピオイド開始時の服薬説明のポイント

1. 患者のオピオイド（医療用麻薬）に対する思いに配慮する.
2. 現在の痛みや不快な症状を軽減するための薬であることを説明する.
3. 必要以上に副作用の説明を行わない.

注 射 剤

主な商品名

フェンタニル注射液
0.1mg/2mL/A, 0.25mg/5mL/A, 0.5mg/10mL/A

適 応

- 全身麻酔，全身麻酔における鎮痛．
- 局所麻酔における鎮痛の補助．
- 激しい疼痛（術後疼痛，がん疼痛など）に対する鎮痛．
- 腎機能障害患者，透析中の患者．

適応外

- 頭部外傷や脳腫瘍などの，昏睡状態で呼吸抑制を生じやすい患者．
- 腸管完全閉塞の患者へのスイッチング（がん患者）．

用法・用量

フェンタニル注射液 0.1mg/2mL/A, 0.25mg/5mL/A, 0.5mg/10mL/A	1日2〜6mL（フェンタニルとして0.1〜0.3mg）から開始し，患者の症状に応じて適宜増量する

体内動態

- 血中濃度半減期（単回投与）：3〜4時間（点滴静注）
- 作用持続時間（単回投与）：30〜45分（点滴静注）

看護の視点から注意すること

▶投与に際して

- フェンタニルの投与は，持続静注での投与が一般的であるが，静脈ルートの確保が困難な場合は持続皮下注を選択する．

  持続静注
  - 中心静脈ルートが確保されている場合は，カテーテルの抜出の有無や感染徴候の有無，チューブの屈曲やカテーテル内の閉塞の徴候など基本的な観察を行うととも

に，症状緩和に必要な量が正しく投与されるよう適切な輸液管理を行う．

- 末梢静脈ルートからの投与の場合は，るい痩などにより血管が脆弱な患者では，特に薬液漏れが生じやすく，適切な輸液管理と症状マネジメントの両観点からも注意が必要である．

<u>持続皮下注</u>

- フェンタニルは 100 μg/2 mL とモルヒネやヒドロモルフォンに比して濃度が低いため，高用量の皮下投与には不向きである．
- 針の留置部位は，更衣しやすい前胸部や腹部が選択されることが多いが，体位によって皮膚のたわみが生じやすく，針の根元が屈曲し閉塞の原因になることがある．上腕や大腿部は比較的体動時に皮膚のたわみが少ないため選択しやすい．浮腫が強い部位や，特に皮膚が脆弱化している部位を避けて留置する．また，投与量やレスキュー薬の投与間隔により刺入部の皮膚の硬結や瘙痒感をきたすことがあるため観察を怠らないようにする．
- レスキュー（早送り）を行っても効果発現が緩やかである場合は，皮膚の硬結が薬液の吸収に影響している可能性があるため注意する．
- 通常 3 日間程度で留置針の交換を行うが，皮膚の硬結による痛みやかゆみは睡眠を著しく阻害し患者の QOL 低下に直結するため，症状が現れたら速やかに針の入れ替えをする．
- 投与経路に関わらず，レスキュー薬を投与しても症状が緩和しない場合などは，前述したようにルートの屈曲や接続部からの薬液漏れが考えられる．投与においては，可能な限りルアーロックシリンジを選択し，薬液漏れのリスクに対応する．また，シリンジとルートの接続部や，延長チューブの接続部の緩みの有無について定時点検を行うことは，患者の QOL 維持において特に重要である．
- 持続静注や持続皮下注での投与の場合，1 時間分の投与量をレスキュー量とすることが多いが，突出痛の痛みの程度は患者ごとあるいはその時々で異なることがあり，1 回のレスキュー量が適正でない場合があることを念頭に置く必要がある．突出痛に応じたレスキュー量を投与することが基本であり，フェンタニルの連続投与では眠気を生じにくく，呼吸抑制が見逃されやすいため呼吸回数に十分注意する必要がある．

▶効　果

- モルヒネやオキシコドンに比べて鎮痛効果は高いが，神経障害性疼痛には効果がないため，痛みの性質について適切にアセスメントし，場合によっては鎮痛補助薬を併用するか，投与量が経口モルヒネ換算で 60 mg/日以上の場合は，メサドンへのスイッチングを考慮する．

▶副作用

● 眠気，悪心・嘔吐，便秘，せん妄，呼吸抑制など．

眠　気

● 一日中眠気が強く，日常生活に大きく支障が及ぶ場合は，フェンタニル過量の可能性を疑う．

悪心・嘔吐

● 他のオピオイドから本剤に切り替えた場合，先行オピオイドの退薬症候の可能性[5]を考慮する．

● 耐性が形成される1週間を過ぎても症状が持続していないか観察する．

● 症状発症のタイミングを詳細に聞き取る（たとえば体動時に生じているか，常に生じているかなど注意深く観察する）．

便　秘

● オピオイド開始後に発現した便秘であることを確認する．

● 大腸刺激性下剤や浸透圧性下剤を使用しながら排便状況を観察する．

● オピオイド誘発性便秘への対応としてナルデメジンの使用を検討する．

せん妄

● オピオイド以外のせん妄誘発因子や，直接因子のアセスメントを行う．

● 患者・家族の不安緩和に努め，考えられる症状の原因を説明する．また家族には，患者の言動や行動を強く否定しないことや，転倒を防止するなどの安全の確保に努めるよう指導する．

呼吸抑制

● 眠気が強い場合は，呼吸抑制が見落とされやすいことを念頭に置く．

● 増量時や早送りの後に発現することを認識する．

▶その他

● 他のオピオイドからスイッチングした場合，下痢になる可能性があるため，便秘治療薬の減量か中止を検討する必要がある．また，退薬症状（あくび，悪心・嘔吐，不安，振戦，悪寒などを含む）の可能性もある．これらの症状は，先行オピオイドの投与で改善することがあるため，スイッチング直後は注意して観察を行う．

Column

オピオイドの新しい剤形

　ラフェンタ®テープは，フェンタニルを成分とする放出調節膜を内包するマトリックス型の新規の経皮吸収型製剤で，72時間製剤である．ラフェンタ®テープは新規の製剤のため後発品ではないが，保険給付上は後発品扱いとなっている．

　ラフェンタ®テープは生物学的同等性試験において，デュロテップ®MTパッチと体内動態の同等性が証明されているため，他の貼付剤からの切り替えは，前薬の予定貼付時間に行うことができる．

　特徴としては，他のテープ製剤より小さく，鎮痛効果は他のフェンタニル貼付剤より安定しているという印象がある．しかし，効果の持続性についてはあくまでも主観であって，臨床試験で差を見出すことは難しく，直接試験も実施されていない．

文　献

1）寺岡麗子ほか：フィルムドレッシング材による1日1回型フェンタニルクエン酸塩経皮吸収型製剤の半量投与．医療薬学 **43**（12）：671-679, 2017
2）寺岡麗子ほか：1日1回貼り替え型フェンタニルクエン酸貼付剤（フェントステープ）の薬物残存量に影響を与える要因．医療薬学 **9**（1）：25-32, 2016
3）岡本禎晃：オピオイドの適正使用に向けた医療体制について 薬剤師によるオピオイド鎮痛薬服薬指導の実際．ペインクリニック **38**（別冊春号）：S245-S250, 2017
4）日本緩和医療学会ガイドライン統括委員会（編）：がん疼痛の薬物療法に関するガイドライン（2020年度版）．金原出版，2020
5）恒藤　暁ほか：緩和ケアエッセンシャルドラッグ．第4版．医学書院，2019

鎮痛薬（オピオイド）
② ヒドロモルフォン

ヒドロモルフォンの特徴

- μ受容体に選択的に作用する天然物由来のオピオイド.
- 代謝は主にグルクロン酸抱合で，活性代謝物はほとんど生成されない.
- 鎮痛効果はモルヒネよりも5倍程度強い.
- 便秘，傾眠，悪心・嘔吐などの副作用はモルヒネと同等である.
- 腎機能が低下している場合は，モルヒネよりも副作用のリスクが少ない.
- ごくまれに，ミオクローヌスなどの神経毒性がみられる.
- 注射薬の濃度は0.2%と1.0%の2種類ある.

換算比（1日量）

内服の場合
- モルヒネ30mg≒ヒドロモルフォン6mg

内服から注射への切り替えの場合
①痛みのコントロール目的
- ヒドロモルフォン内服6mg →ヒドロモルフォン注射3mg

②内服困難の全身状態の悪いとき
- ヒドロモルフォン内服6mg →ヒドロモルフォン注射1.2mg

相互作用

- 中枢神経抑制薬との併用で，相加的に中枢神経抑制作用が増強する可能性がある.
- 抗コリン作用薬との併用により抗コリン作用が増強する可能性がある.

持続製剤 　　徐放錠

主な商品名
....

ナルサス® 錠
2mg，6mg，12mg，24mg

適　応

● がん疼痛（中等度〜高度の痛み）.

用法・用量

ナルサス®錠 2mg，6mg，12mg，24mg	通常，成人にはヒドロモルフォンとして 4〜24mg を 1 日 1 回経口投与する

体内動態

● 最高血中濃度到達時間：6〜8 時間
● 血中濃度半減期：4〜6 時間
● 効果発現時間：1〜2 時間
● 効果持続時間：24 時間
● 生物学的利用率：30〜60%

看護の視点から注意すること

▶ 服用（与薬）に際して

● 初めてオピオイドを使用する患者は，添付文書では 1 日 4mg から開始し，鎮痛効果および副作用の発現状況を観察し用量調節を行うとされているが，実際には 1 日 2mg から開始することが多い．2mg から開始することで，より安全に開始することができる.

● ナルサス®錠は，効果持続時間が 24 時間であり 1 日 1 回の服用でよいことから，患者の生活パターンや痛みが増悪しやすい時間帯，副作用を避けたい時間帯，確実に服用できる時間帯など，痛みの状況や生活様式に合わせて効果的な服薬時間を患者と話し合い設定する．たとえば，夜間に痛みが強くなる場合は就寝前に服用する，午前中の家事などで痛みが増強する場合は早朝に服用する，就労している患者の場合は服薬時間を気にする必要なく仕事への影響を減らすために朝 1 回用に設定する，など

が可能である．また，服薬数が多く服薬負担がある場合，食後に限らず時間帯を設定することも可能である．さらに，1 日 2 回内服が必要なオピオイド持続製剤からナルサス®錠へ変更することで，服薬回数が 1 日 1 回に減り，患者の服薬負担だけでなく介護者の服薬管理の負担も軽減することができる．

▶服薬説明
- 徐放製剤のため，砕くことにより急激に血中濃度が上昇し，重篤な副作用が発現するので，決して錠剤を割ったり，噛み砕かないよう患者に指導する．
- 持続製剤のナルサス®錠も速放製剤のナルラピド®錠も錠剤であるため，間違って内服した場合は鎮痛効果が不十分となる．

ナルサス®錠を飲み忘れた場合

　厳密な基準はないが，次のナルサス®錠の定期服用時間まで 12 時間以上ある場合は気づいたときに速やかに服用する．12 時間未満の場合は，痛みが出現したときにナルラピド®錠を服用し，次の定期服用時間にナルサス®錠を服用するよう説明する．

▶効　果
- 内服後，1〜2 時間で鎮痛効果が発現し，6〜8 時間で最高血中濃度に到達し鎮痛効果を発揮する．

▶副作用
- ヒドロモルフォンは構造的にモルヒネと類似しており，副作用はモルヒネやオキシコドンとほぼ同等と考えられる[1]．
- 主な副作用は，悪心・嘔吐，傾眠，便秘である．
  悪心・嘔吐
  - ナルサス®錠を内服開始したとき，または増量後に，悪心・嘔吐が生じやすいことを伝える．悪心・嘔吐時に使用する頓服をあらかじめ準備しておき，症状が出現した場合は速やかに服用することを伝える．
  傾　眠
  - ナルサス®錠を内服開始または増量後は，眠気が出現しやすいが数日以内に軽減もしくは消失することが多いことを伝える．不快な眠気がある場合や，数日しても眠気が軽減しない場合は，医療者に知らせるよう伝える．
  便　秘
  - ナルサス®錠内服開始後は便秘になりやすいことを伝える．ナルサス®錠開始前か

ら便秘がある場合は，現在服用している便秘治療薬の調整方法について伝える．ナルサス®錠開始後便秘が生じた場合は，速やかに医療者に知らせるよう伝える．

▶ その他

● ナルサス®錠には 2 mg の規格があり，経口オピオイド持続製剤のなかでは最も低用量でのオピオイド導入が可能である．腎機能障害がある患者や高齢者の場合，ナルサス®錠 2 mg から開始し，効果，副作用を評価しながら，より慎重に用量調節を行うことができる．

● ヒドロモルフォンは，臨床的に呼吸困難の緩和効果や鎮咳効果があり，欧州腫瘍学会（ESMO）のガイドラインでは，呼吸困難に対する薬物療法としてモルヒネとともに記載されている[2)]．日本ではヒドロモルフォンの呼吸困難への保険適用はないが，たとえば腎機能が低下しモルヒネが使いにくいがん患者で疼痛があり，さらに呼吸困難や咳嗽がある場合，ナルサス®錠を選択することで，疼痛と呼吸困難の両方の症状緩和が期待できる．ヒドロモルフォンにはワルファリンとの相互作用があり，PT-INRの延長をきたす可能性がある[3)]．

Tips

麻薬を強調した説明をしない

　がん患者の最も聞きたくない単語は「がん」であると言われている．患者との会話のなかで，たとえオウム返しであっても，「がん」という言葉は使うべきではない，あるいは使う場合は慎重になるべきだと考える．次に「麻薬」である．麻薬という単語には，たとえ「医療用」という言葉を重ねたとしても，上記のようなイメージがある．患者自身が医療従事者であっても，オピオイドが必要となったときは，服用することに抵抗されることがある．それでは「オピオイド」はどうかというと，これは患者にとって意味が理解できない．「オピオイドとは神経終末のオピオイド μ 受容体に作用して……」と説明しても混乱するだけである．よって，シンプルに「痛み止め」と説明することをすすめる．「強い痛み止め」は正しくない．副作用については，胃潰瘍や腎機能障害の頻度は NSAIDs のほうが高い．少量のオピオイドは必ずしも強いとは言えない．「あなたにとって，"最善の"または"よく効く"痛み止め」ならよいかもしれない．

速放製剤	錠　　剤

主な商品名

ナルラピド® 錠
1 mg，2 mg，4 mg

適　応
● 中等度〜高度の疼痛を伴う各種がんにおける鎮痛.

用法・用量

ナルラピド®錠 1 mg，2 mg，4 mg	臨時追加投与として本剤を使用する場合は，本剤の 1 回量は定期投与中のヒドロモルフォン塩酸塩経口製剤の 1 日用量の 1/6〜1/4 を経口投与する

体内動態
● 最高血中濃度到達時間：30〜60 分
● 血中濃度半減期：4〜6 時間
● 効果発現時間：10〜30 分
● 効果持続時間：4〜6 時間
● 生物学的利用率：30〜60%

看護の視点から注意すること

▶服用（与薬）に際して

● 1 回 1 mg から開始し，鎮痛効果および副作用の発現状況を観察しながら用量調節を行う．疼痛が増強した場合や，突発性の疼痛が出現した場合に，ただちにナルラピド®錠を臨時追加投与し鎮痛を図る．1 回量は，定期投与中のナルサス®錠の 1 日用量の 1/6〜1/4 を経口投与する．たとえばナルサス®錠 4 mg または 2 mg の持続製剤を開始した場合，ナルラピド®錠の 1 回量は 1 mg となる.

▶服薬説明

● ナルラピド®錠は錠剤であり，持続製剤のナルサス®錠も錠剤であることから，服用開始時はナルラピド®錠の服用目的，服用方法に加え，五角形である剤形の特徴や，ナルラピド®錠のほうがシートの色が薄いといった見た目の特徴を説明する．ナルラ

ピド®錠を内服するべきところ，誤ってナルサス®錠を服用すると，過量投与となる可能性がある．ナルサス®錠を重複して服用した場合は，主治医へ連絡するとともに，呼吸状態，意識状態の変化，縮瞳の有無，悪心・嘔吐，傾眠など副作用の出現がないか，効果が持続する 24 時間観察する．

Point

> **高齢者や視覚機能・認知機能低下のある患者に対する注意**
>
> 　高齢で，視覚機能や認知機能が低下している患者は，剤形やシートの特徴を識別することが難しい場合がある．患者の視覚機能や認知能力に合わせて，ナルラピド®錠の薬袋に「痛いときに飲む」と大きな字で記載する．定期的に服用する薬剤とは別に，痛みがあるときにすぐに服用できるようナルラピド®錠を別の箱に入れるなど管理方法を工夫する．

▶効　果
- ナルラピド®錠服用後，10〜30 分で鎮痛効果が発現し，30〜60 分で最高血中濃度に到達する．最高血中濃度に達する服用 60 分後に効果を評価し，十分な鎮痛効果が得られていなければ追加投与する．

▶副作用
- 主な副作用は，ナルサス®錠と同様に傾眠，悪心・嘔吐，便秘である．
  傾眠，悪心・嘔吐
  - ナルラピド®錠が最高血中濃度に達する服用 60 分後に，傾眠，悪心・嘔吐の副作用が出現しやすいことを伝える．症状出現時の対応についても伝える（内容はナルサス®錠と同様）．
  便　秘
  - ナルラピド®錠の使用量や回数増加により便秘になりやすいことを伝える．症状出現時の対応についても伝える（内容はナルサス®錠と同様）．

▶その他
- ナルラピド®錠は錠剤であり，頸椎の痛みや起居困難で頸部の後屈が困難な患者や粉薬が苦手な患者，末梢神経性障害があり袋包装の開封が困難な患者の場合に有用である．
- ヒドロモルフォンおよびその代謝物は，血液透析時に一部除去される[3]．そのため，透析中や透析後に痛みを確認し，痛みの出現時にはナルラピド®錠を追加投与する．

注射剤

主な商品名

ナルベイン® 注
2mg, 20mg

適 応

● 中等度〜高度の疼痛を伴う各種がんにおける鎮痛.

用法・用量

ナルベイン®注 2mg, 20mg	・オピオイドを使用していない患者には 1 日 0.5〜1.0mg から開始し，鎮痛効果および副作用の発現状況を観察しながら用量調節を行う ・ヒドロモルフォン経口剤から本剤に変更する場合には，ヒドロモルフォン経口剤 1 日用量の 1/5 量を本剤の 1 日用量の目安とする

体内動態

● 血中濃度半減期（単回投与）：2.5 時間（静注），5 時間（皮下注）.
● 効果発現時間：5 分以内
● 効果持続時間：2〜5 時間

看護の視点から注意すること

▶投与（与薬）に際して

● ナルベイン®注は持続静注，持続皮下注が可能であり，オピオイドを使用していない患者は，1 日 0.5〜1.0mg から開始し，鎮痛効果および副作用を観察しながら用量調節を行う．臨時追加投与として使用する場合は，1 日用量の 1/24 量（1 時間量）を目安として早送りを行い鎮痛を図る.

● ナルサス®錠からナルベイン®注に変更する場合は，ナルサス®錠 1 日用量の 1/5 をナルベイン®注 1 日用量の目安とする.

● ナルベイン®注には，1mL 中にヒドロモルフォン 2mg を含有する 0.2%製剤と，2mL 中にヒドロモルフォン 20mg を含有する 1.0%製剤の 2 種類がある.

● 規格により濃度の違いがあり，規格間違いを防止するためには，規格が変更となり不要となったアンプルは速やかに薬剤部へ返却する．アンプルの規格表示シールを活用

し，調剤した内容を確認できるようにするなどの工夫をする．また，調剤前に薬剤師と処方内容をダブルチェックすることで，医療用麻薬のインシデント・アクシデントの発生防止に有用との報告[4]もあり，オピオイドスイッチングや用量調整を行うときに，薬剤師と協働することも1つの方法である．

▶ 効　果

● ナルベイン®注は，静注では直後，皮下注では5〜15分で効果が発現する．ナルベイン®注投与30分後に効果を評価し，十分な鎮痛効果が得られていなければ早送りによる臨時追加投与をする．

▶ 副作用

● 主な副作用は，傾眠，悪心・嘔吐，便秘である．

傾眠，悪心・嘔吐

● ナルベイン®注が最高血中濃度に達する投与30分後に，傾眠，悪心・嘔吐の副作用が出現しやすいことを伝える．ナルベイン®注開始後，または早送りによる臨時追加投与後に傾眠，悪心・嘔吐が生じた場合は，医療者へ知らせるよう伝える．

便　秘

● ナルサス®錠からナルベイン®注へ投与経路を変更した場合，便秘の副作用は少なくなるとされているため，排便状況を確認することを伝える．下痢または便秘が生じた場合は，医療者へ知らせるよう伝える．

▶ その他

● ナルベイン®注は，1.0%製剤により高用量の投与が可能であり，注射剤の補充や交換の頻度が少なく在宅でも管理しやすい．たとえば，持続皮下注の投与速度の上限は1mL/時であり，ナルベイン®注の1日最大用量は24mL=240mgとなる．これは，モルヒネ注射剤の場合の約2倍，オキシコドン注射剤の場合の12.5倍に相当し，ほかのオピオイドと比較してもナルベイン®注は高用量の投与が可能である．

文　献

1) Bao YJ, et al：Hydromorphone for cancer pain. Cochrane Database Syst Rev **10**（10）：CD011108, 2016
2) Kloke M, et al：Treatment of dyspnoea in advanced cancer patients：ESMO Clinical Practice Guidelines. Ann Oncol **26**（suppl 5）：v169-v173, 2015
3) 日本緩和医療学会ガイドライン統括委員会（編）：がん疼痛の薬物療法に関するガイドライン（2020年版），金原出版，p.65, 72, 2020
4) 上葛義浩：多職種協働による医療用麻薬注射剤調製システムの効果．医療薬学 **40**（4）：237-244, 2014

鎮痛薬（オピオイド）
オキシコドン

オキシコドンの特徴

- μ受容体に選択的に作用する天然物由来のオピオイド.
- 代謝は CYP3A4 で, 活性代謝物はほとんど生成されない.
- 鎮痛効果はモルヒネと同等であるが, 内服の場合はモルヒネよりも生物学的利用率が高いため, オキシコドンのほうが 1.5 倍程度鎮痛効果が高い.
- 便秘, 傾眠, 悪心・嘔吐などの副作用はモルヒネと同等である.
- 腎機能が低下している場合は, モルヒネよりも副作用のリスクが少ない.
- 先発品のオキシコンチン® TR 錠と後発品のオキシコドン錠 NX, オキシコドン徐放錠 NX は, 乱用防止製剤である.
- 注射薬の濃度は 1 種類である.

相互作用

- CYP3A4 の阻害作用のある薬物との併用や食品により, オキシコドンの血中濃度が上昇する可能性がある（イトラコナゾールやグレープフルーツジュースがオキシコドンの血中濃度を上昇させる).
- CYP3A4 の誘導作用のある薬物との併用により, オキシコドンの血中濃度が低下する可能性がある.
- 中枢神経抑制薬との併用で, 相加的に中枢神経抑制作用が増強する可能性がある.
- 抗コリン作用薬との併用により, 抗コリン作用が増強する可能性がある.

乱用防止製剤とは

- 米国では 2013 年以降, FDA が乱用防止特性をもつ薬剤の使用を推奨し, 従来製剤からの切り替えが進められている. また, 国内でも 2018（平成 30）年に厚生労働省から乱用防止製剤使用を推奨する旨の通知が出されている.

1）オキシコンチン® TR 錠

● 海外ではハンマーで錠剤を砕き，それを鼻から吸引したり，水で溶かして注射し乱用するケースがあることから，容易に砕けない硬さをもち，水を含むとゲル化するよう設計された錠剤のことである．

2）オキシコドン錠 NX，オキシコドン徐放錠 NX

● これらはナロキソンとの合剤にすることで乱用防止製剤としている．

Column

新規の乱用防止製剤：オキシコドン NX

　オキシコドン錠 NX およびオキシコドン徐放錠 NX は，オピオイド拮抗薬であるナロキソンを添加したオキシコドンの乱用防止製剤である．

　ナロキソンはオピオイド拮抗薬であるが，消化管から吸収されると肝臓での初回通過効果でほぼ失活する．よって，オキシコドンと一緒に内服すると（つまり合剤にすると）オキシコドンの鎮痛効果のみが発現する．しかし，薬物乱用者がこの合剤を水に溶かして注射すると，ナロキソンの効果が発揮されて，オキシコドンによる多幸感などが得られない仕組みになっている．この乱用防止機構はすでにペンタゾシンでも使用されている．

　徐放製剤に使用されている GWATab（ジワッタブ）技術は，水溶性高分子と腸溶性高分子からできている．オキシコドン徐放錠 NX を内服すると，胃の水分が錠剤の表面から内部に浸透し，水溶性高分子のゲル層が形成される．このゲル層から徐々にオキシコドンが放出される．一方，腸溶性高分子は酸性で溶解しないため，錠剤の形状を保持することができ，内服直後のオキシコドンの過剰な放出を防ぐことができる．第 2 段階として，小腸や大腸では，ゲル層から水溶性・腸溶性両方の高分子が徐々に溶けて錠剤内部に水分が浸透し，オキシコドンが放出されることにより，12 時間鎮痛効果を発揮することができる．

　この GWATab 技術は，ヒドロモルフォンの徐放錠であるナルサス® 錠でも使用されている．

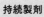 持続製剤 　　徐放錠

主な商品名
....

オキシコンチン® TR 錠
5mg, 10mg, 20mg, 40mg

適　応

● がん疼痛（中等度～高度の痛み），慢性疼痛（非オピオイドまたは他のオピオイドで治療困難な中等度～高度の痛み）．

用法・用量

オキシコンチン® TR 錠 5mg, 10mg, 20mg, 40mg	通常，成人にはオキシコドン塩酸塩（無水物）として1日10～80mgを2回に分割経口投与する

体内動態

● 最高血中濃度到達時間：3～5 時間
● 血中濃度半減期：6～10 時間
● 効果発現時間：1～2 時間
● 効果持続時間：12 時間
● 生物学的利用率：60～90%

看護の視点から注意すること

▶ 服用（与薬）に際して

● 徐放製剤であり，1 日 2 回（12 時間ごと）時間を決めて服用する．水を含むとゲル化するため，舐めたり濡らしたりせず，口に入れた後は速やかに十分な水で飲み込む．そのため，錠剤の飲み込みにくさや嚥下障害がある患者には適さない．また構造上，噛んだり，割って砕いて服用することはできない．本剤は食事の影響を受ける（食後のほうが空腹時よりも若干最高血中濃度が高まることが確認されている）ため，食後もしくは空腹時のどちらか一定条件で服用する方がよいとされている．

● 患者には，本剤が飲み込みにくい場合，舐めたり噛んだりする前に医療者に報告してもらうよう説明し，必要に応じて他のオピオイドへの変更を検討する．食事への影響は，あまり慎重になりすぎず，特に自宅では個々の日常生活に合わせて条件を一定にする．

▶ **効　果**

● 添加物であるポリエチレンオキシドが，水を含むとゲル化してオキシコドンを放出し，3〜5時間で最高血中濃度に達する[1]．

徐放製剤の問題点

● 1日2回（12時間ごと）の投与間隔であり，その間の切れ目の痛みがある場合は，定期投与の増量や投与間隔の変更が必要である[2]．突出痛のある場合は，あらかじめ処方された速放製剤を臨時追加投与（レスキュー）し，使用頻度をみながら定期投与量の増量を検討する．ただし，安静時には痛みはなく体動時に痛みがある場合に，体動時の痛みに合わせて定期投与を増量すると副作用の眠気が強くなることがあるため留意する．徐放製剤は，定期投与量とレスキュー量を最適な組み合わせにすることが重要である．

▶ **副作用**

● モルヒネと同等と考えてよい．主な副作用として，便秘，悪心・嘔吐，眠気などが生じる．

便　秘

● 耐性が形成されないため，予防的な便秘治療薬の定期投与が必要になる．

悪心・嘔吐

● 開始時あるいは増量時に生じやすく，数日以内に耐性が形成されて治まることが多い．制吐剤の予防的な投与は通常行わないが，オピオイドによる悪心・嘔吐の既往や不安がある場合は投与してもよい．

眠　気

● 有効な予防対策がないため，耐性が生じるまでの数日は，日常生活が眠気によって妨げられていないか確認する．患者には上記の副作用と，対応可能であることを伝え，安心して服用できるよう配慮する．

▶ **その他**

乱用防止製剤開発の背景

● オキシコドン徐放製剤は，がん疼痛治療に不可欠であり，これまで看護師は多く取り扱ってきた．近年，米国では医療用麻薬の乱用が問題となり，本剤のような乱用防止製剤への切り替えが行われた．日本も同様に，厚生労働省が乱用防止製剤の導入を推進している．外来でオピオイドの不適切使用をチェックした調査では，「治療によって責任病変が消失」「がん疼痛と考え開始されたが，精査で良性と判明」した事例がみられ，緩和ケアチームが主治医と協議の上，是正したという報告もある[3]．

● 看護師は，本剤が開発された背景を知り，適正使用について関心をもつ必要がある．上記のような事例を医療者側の要因で作り出していないか，患者側に不適切使

用のリスク因子（既往歴や家族歴，若年者，精神疾患，痛みによる機能障害，心理的ストレス，生活環境など）や危険徴候（痛み以外の緩和のための不正使用，薬物をため込む，特定の薬剤の処方希望など）[4]がないかを評価し，全人的な視点をもって多職種とともに不適切使用を防止する必要がある．

<u>慢性疼痛への使用</u>

- 2010（平成22）年12月，厚生労働省から製薬企業に向けて薬剤の開発要請がなされた．その後の開発により，2020（令和2）年10月に慢性疼痛への適応が追加された．慢性疼痛への使用に関しては，医師はe-learningを受講し，確認書を用いて患者に説明するなど，流通管理が必要とされている．

Tips

最近の徐放製剤はレスキュー薬より少量である

　過去のテキストには，徐放製剤でタイトレーションして，投与量が決まったら持続製剤に切り替えるという記載があった．また，レスキュー薬としての使用については，モルヒネなどの速放製剤の添付文書には徐放製剤の1/6を目安にとの記載がある．しかし，オキシコドンの速放製剤の最小用量は2.5mgで，徐放製剤の1日の最小投与量は10mg（5mgを2回）である．ヒドロモルフォンの速放製剤の最小用量は1mgであるが，徐放製剤の1日の最小投与量は2mgである．

　一部にオピオイド不耐性の患者が存在することは念頭に置く必要があるが，少量の製剤の開発によって，投与初期の副作用の頻度は減少しており，過量の速放製剤を投与するほうが副作用の発現頻度は高くなる．

速放製剤	散　剤

主な商品名

オキノーム® 散
2.5mg，5mg，10mg，20mg

適　応

● 中等度～高度の疼痛を伴う各種がんにおける鎮痛.

用法・用量

オキノーム®散 　2.5mg，5mg，10mg，20mg	臨時追加投与として本剤を使用する場合は，本剤の1回量は定期投与中のオキシコドン塩酸塩経口製剤の1日量の1/8～1/4を経口投与する

体内動態

● 最高血中濃度到達時間：1～2時間
● 血中濃度半減期：3～6時間
● 効果発現時間：15～30分
● 効果持続時間：4～6時間
● 生物学的利用率：60～90%

看護の視点から注意すること

▶ 服用（与薬）に際して

● 散剤の速放製剤であり，定期投与として1日4回（6時間ごと）の分割投与よりも，徐放製剤投与時のレスキュー薬として用いることが多い．患者が服用する際には，散剤の飲みにくさがないか服用状況を観察する．水に溶かして服用することも可能であるが，患者が手間をかけずに飲めるよう，他の速放性オピオイドに変更したほうがよい場合もある．

▶ 効　果

● 速放製剤のため1～2時間で最高血中濃度に到達する．効果発現時間は15～30分であり，突出痛に対するレスキュー薬として用いた際は，30分後に効果があったかを患者に確認する．レスキュー薬の1回量は，定期投与量の合計の1/8～1/4（一般に

は 1/6）であるが，個々の突出痛の程度に合わせた設定が必要である．

▶副作用

便　秘

- レスキュー薬による用量の増加に関連なく出現するため，投与開始時から便秘治療薬の投与が必要になる．

悪心・嘔吐

- レスキュー薬も含めて増量時に出現する場合もあり，制吐剤の使用を検討する．

眠　気

- 速放製剤であることから，一過性に強くなる可能性を患者に説明する．

Tips

オピオイド開始時の処方

　オピオイド開始時に，医師は「吐き気が出現してしまったら飲みたくないと言われるかもしれない」「研修会で便秘治療薬は一緒に処方するように習った」「もし，夜中に痛みが出たら患者から電話がかかってくるかもしれない」などさまざまな理由から，便秘治療薬や制吐薬，レスキュー薬を同時に処方する．しかし，これらの薬剤はオピオイド開始時にはほとんどの患者にとって不要な薬剤である．特に入院中は不要であり，もし処方されていても患者に渡すべきではない．

　少量の徐放性オピオイド製剤の開始当日に便秘が出現することはまずない．また，悪心・嘔吐もまれである．p.42 および p.80 の Tips でも記載したが，便秘治療薬や制吐薬を患者に渡すということは，発現頻度の少ない副作用の説明を行わなければならず，ノセボ効果の原因になる．

内用液剤

主な商品名

オキシコドン内服液
2.5mg/1mL，5mg/2mL，10mg/2mL，20mg/4mL

適 応

● 中等度〜高度の疼痛を伴う各種がんにおける鎮痛.

用法・用量

オキシコドン内服液 2.5mg/1mL，5mg/2mL， 10mg/2mL，20mg/4mL	臨時追加投与として本剤を使用する場合は，本剤の1回量は定期投与中のオキシコドン塩酸塩経口製剤の1日量の1/8〜1/4を経口投与する

体内動態

● 最高血中濃度到達時間：0.75時間（2.5mg）
● 血中濃度半減期：3.6±0.6時間
● 効果発現時間：15〜30分
● 効果持続時間：4〜6時間
● 生物学的利用率：60〜90%

看護の視点から注意すること

▶ 服用（与薬）に際して

● 以前から用いられているオキシコドン散剤は，服用時に水を用意する必要があり，散剤の服用が困難な場合には水に溶かして服用させることも行われている．オキシコドン内服液は水を用意する必要がなく，がんの突出痛の発生時には開封して飲むだけなので手早く服用することができる．また，オキシコドンの苦みを感じにくくするため，甘味・酸味控えめで調整・服薬しやすくなるよう工夫されており，モルヒネ内服液と比べても飲みやすいとされている．

● モルヒネ内服液は5mgと10mgの2規格であるが，オキシコドン内服液は2.5mg，5mg，10mg，20mgの4規格であり，服用量の調整がしやすいメリットがある．

▶効　果

● オキシコドンは，選択的 μ-オピオイド受容体に作用するオピオイド作動薬である．オキシコドン内服液は，速放製剤（short acting opioid：SAO）であり，オキシコドン散剤とほぼ同等の効果を有している．がん疼痛で他のオピオイドが定期投与されていて，疼痛が増強した場合や突出痛が発現した場合に，レスキュー薬として用いられる．1日量を4分割して，6時間ごとの定時に経口投与することも可能である．

● レスキュー薬として用いる場合は，NRSなどを用いてがん疼痛のアセスメントを投与前後に行い，効果判定を行うことが重要である．効果がないと判定された場合は，定時薬やレスキュー薬の増量を検討する必要がある．

▶副作用

● オキシコドン内服液の副作用はオキシコドン散剤と同等とされており，主な副作用として便秘，悪心・嘔吐，眠気などがある．

　便　秘
　● レスキュー薬による用量の増加に関連なく出現するため，投与開始時から緩下剤の投与が必要になる．

　悪心・嘔吐
　● レスキュー薬も含めて増量時に出現する場合もあり，制吐剤の使用を検討する．

　眠　気
　● 速放製剤であることから，一過性に強くなる可能性を患者に説明する．

▶その他

● レスキュー薬として効果が高い場合，連用をすることがあり，薬物依存を生じるケースもあるので，特に外来患者には再診時に服用回数の確認が必要である．

注　射　剤

主な商品名

オキファスト® 注射剤
10mg，50mg

適　応

● 中等度〜高度の疼痛を伴う各種がんにおける鎮痛．

用法・用量

オキファスト®注射剤 10mg，50mg	・オピオイドを使用していない患者には，オキシコドン塩酸塩として 7.5〜12.5mg を 1 日投与量とすることが望ましい ・経口オキシコドン製剤から本剤へ変更する場合には，オキシコドン製剤 1 日投与量の 0.75 倍量を 1 日投与量の目安とすることが望ましい

体内動態

● 血中濃度半減期（単回投与）：3〜4 時間
● 効果発現時間：5 分以内
● 効果持続時間：2〜5 時間

看護の視点から注意すること

▶投与（与薬）に際して

● 経口投与ができない，もしくは急速な用量の調整が必要な際に，持続静注および持続皮下投与で用いる．持続皮下投与は，持続静注より簡便な投与法である．持続静注投与は，確実・迅速な効果が得られ，すでに静脈ラインがある場合に適応となる[2]．経口オキシコドン製剤から本剤へ変更する場合には，1 日投与量の 0.75 倍が 1 日投与量の目安とされる．注射剤が開始となる状況は，緊急性の高い場合もある．患者のもとに頻回に観察に行き，鎮痛効果が安定するまで評価を続け，不安の軽減にも努める必要がある．

▶効　果

● 静脈内投与の効果は直後から発現し，皮下投与では 5〜15 分である．

▶副作用

眠　気

● 経口投与と比べて便秘，悪心・嘔吐の出現割合は少ないが，眠気は急速な血中濃度の増加により，使用直後から出現する可能性がある．さらに血中濃度が高い状況では，呼吸抑制など深刻な副作用が出現する可能性があるため，眠気が生じた段階で過量投与がないかを見直し，呼吸回数の低下などの徴候を見逃さないことが重要である．

文　献

1）国分秀也：最近のオピオイド製剤. 薬剤学 **78**（3）：130-133, 2018
2）緩和医療学会ガイドライン統括委員会（編）：がん疼痛の薬物療法に関するガイドライン（2020 年版）, 金原出版, p.26-30, p.53-57, 2020
3）清水啓二ほか：オピオイド使用外来患者の乱用・依存に関する適正使用調査. Palliat Care Res **11**（2）：174-181, 2016
4）日本ペインクリニック学会（編）：非がん性慢性疼痛に対するオピオイド鎮痛薬処方ガイドライン改訂第 2 版. 真興交易（株）医書出版部, p.59, 2017

Tips

オピオイドの効果

　オピオイドの効果は，痛みと呼吸困難に対して期待される．薬理作用としては，すべてのオピオイド共通で，μ 受容体の活性化による鎮痛作用である．モルヒネ，オキシコドン，ヒドロモルフォンはそれに加えて κ 受容体にも作用する．
　鎮痛効果，呼吸困難の緩和作用については，投与量が適切であれば物質間の差はない．

鎮痛薬（オピオイド）
04 モルヒネ

モルヒネの特徴

- オピオイド μ および κ 受容体に作用する，天然物由来のオピオイドである．
- 代謝はグルクロン酸抱合で，薬物代謝酵素（CYP）は関係しない．
- 用量依存的に生じる便秘に注意する．
- 腎機能が悪い場合は，傾眠やせん妄のリスクが上昇する．
- WHO の基準薬であるが，日本においては使用頻度が減少している．

相互作用

- 本剤の代謝は主としてグルクロン酸抱合である．
- ナルメフェン（セリンクロ®錠）は，オピオイド μ 受容体拮抗作用によりモルヒネの作用が減弱するため併用禁忌である．

持続製剤	徐 放 錠

主な商品名
....

MS コンチン® 錠
10mg，30mg，60mg

適 応

●激しい疼痛を伴う各種がんにおける鎮痛．

用法・用量

MS コンチン®錠 10mg，30mg，60mg	通常，成人にはモルヒネ硫酸塩水和物として 1 日 20〜120mg を 2 回に分割経口投与する

体内動態

●最高血中濃度到達時間：2.7±0.8 時間（10mg 3 錠，がん疼痛患者）
●血中濃度半減期：0.41±0.27 時間（10mg 3 錠，がん疼痛患者）
●効果発現時間：約 1 時間
●効果持続時間：8〜12 時間
●生物学的利用率：15〜64%

看護の視点から注意すること

▶服用（与薬）に際して
●患者に錠剤を砕いたり，咀嚼したりして内服しないよう指導する．

▶効 果
●12 時間作用型の徐放製剤であるため，突出痛が薬の切れ目のタイミングに重なることが頻繁にあるときは 1 日量を増量するか，24 時間製剤に切り替えると，疼痛コントロールが良好になる場合がある．患者に突出痛が生じる時間帯についてよく尋ね，鎮痛効果をアセスメントし適切な疼痛コントロールに努める必要がある．また徐放錠は，食後に内服すると血中薬物濃度が低下するため，なるべく空腹時に内服する．

▶副作用

● 腎機能低下のある患者には使用しないことが原則だが，便秘，悪心・嘔吐，せん妄，呼吸抑制とともに，特に眠気の副作用が強く出る可能性があるため注意が必要である．

● モルヒネ製剤は，強オピオイドのなかでも便秘を生じやすいため，排便コントロールが重要である．がん患者では，モルヒネのほかに抗コリン作用のある薬剤を多剤併用していることが多いため，便秘になりやすい．排泄の介助依頼回数の増加を連想させることは，患者の QOL を低下させるため，モルヒネ導入前に副作用を強調して説明しないように注意する．排便コントロールを並行して行うことは必須である．

● タペンタドールやフェンタニルなど，便秘が生じにくいオピオイドにスイッチングした際は，反対に下痢が生じるため便秘治療薬の中止や減量を行う．

　便　秘

　● モルヒネは μ 受容体選択性が高いため，オピオイド誘発性便秘が生じやすいことを念頭に置き，モルヒネ導入開始後に排便頻度の減少や，排便時に強い怒責を伴っていないか観察する．

　● オピオイド開始後に発現した便秘であることを確認する．

　● 大腸刺激性下剤や浸透圧性下剤を使用しながら排便状況を観察する．

　● オピオイド誘発性便秘への対応としてナルデメジンの使用を検討する．

　● モルヒネ導入早期よりオピオイド受容体拮抗薬の使用を考慮する．

　悪心・嘔吐

　● 耐性が形成される 1 週間を過ぎても症状が持続していないか観察する．

　せん妄

　● オピオイド以外のせん妄誘発因子や，直接因子のアセスメントを行う．

　● 患者・家族の不安緩和に努め，考えられる症状の原因を説明する．また，家族には，患者の言動を強く否定しないことや，転倒を防止するなどの安全の確保に努めるよう指導する．

　眠　気

　● モルヒネは，代謝物である M6G により眠気が生じやすいことを念頭に置く．

　● 一日中眠気が強く，日常生活に大きく支障が及ぶ場合は，モルヒネ過量の可能性を疑う．

　● 眠気が生じやすいモルヒネ投与開始初期や増量時は，特に注意して観察を行う．

　● 耐性が形成される 1 週間を経過しても一日中眠気が強く，日常生活に大きく支障が及ぶ場合は，過量の可能性と肝・腎機能低下の有無を確認する．

　呼吸抑制

　● 眠気が強い場合は，呼吸抑制が見落とされやすいことを念頭に置く．

　● 在宅療養中の場合，家族に呼吸状態の観察を指導する．

　● 用法・用量から逸脱した使用は，血中濃度の急な上昇に伴う呼吸抑制の危険性があ

るため，たとえば「錠剤を噛んで飲んでいる」などの使用状況の有無を観察する.

<u>麻痺性イレウス</u>
- 腹部膨満，腹痛，排ガスの停止，悪心・嘔吐の症状がないか観察する.
- 在宅療養中の場合，上記症状と食事摂取量の低下についても家族より聞き取りを行う.

<u>排尿障害</u>
- モルヒネは抗コリン作用を有するため，排尿回数の減少や尿閉の有無を観察する.

▶ その他
- 投与経路が胃瘻しかない場合は，モルペス®細粒を選択するか他の投与経路への変更を考慮する.

Tips

オピオイドの副作用：便秘

　便秘は用量依存的に出現するため，便秘治療薬の併用が必要になることがある．以前は酸化マグネシウムの処方が多かったが，近年は酸化マグネシウムの効果が不十分であったり，副作用が問題になったりするため，オピオイド誘発性便秘の治療薬であるナルデメジンなどが使用されることがある．オピオイドスイッチングが有効な場合もある．

持続製剤 　徐放性カプセル

主な商品名

パシーフ®カプセル

30mg，60mg，120mg

適　応

● 中等度～高度の疼痛を伴う各種がんにおける鎮痛.

用法・用量

パシーフ®カプセル 　　30mg，60mg，120mg	通常，成人にはモルヒネ塩酸塩水和物として1日30～120mgを1日1回経口投与する

体内動態

● 最高血中濃度到達時間（速放部）：0.705±0.188時間（30mg，健康成人絶食時）
　　　　　　　　　　　　　　　（徐放部）：9.80±3.49時間（30mg，健康成人絶食時）
● 血中濃度半減期：11.3±1.14時間（30mg，健康成人絶食時）
● 効果発現時間：約1時間
● 効果持続時間：24時間
● 生物学的利用率：15～64％

看護の視点から注意すること

▶服用（与薬）に際して

● パシーフ®カプセルは，速放性細粒と徐放性細粒がカプセルに充填されているため，消化管内に到達後カプセルが溶解し，それぞれが効果を発揮する仕組みになっている．患者に服用前に濡れた手で触れないことや，カプセルを開けて中身をすりつぶさないことを十分に説明する必要がある．また，簡易懸濁法の適応とはならない．

▶効　果

● 24時間作用型の徐放製剤のため，突出痛が薬の切れ目のタイミングに重なることが頻繁にあるときは1日量を増量するか，24時間製剤に切り替えると疼痛コントロールが良好になる場合がある．患者に，突出痛が生じる時間帯についてよく尋ね，鎮痛効

果をアセスメントし適切な疼痛コントロールに努める必要がある.

▶ 副作用

- 便秘，悪心・嘔吐，眠気，せん妄，呼吸抑制，麻痺性イレウス，排尿障害など．腎機能低下のある患者には使用しないことが原則である.

- 特に本製剤では，速放性細粒を配合しているため服用直後に眠気や悪心が強く出る可能性があり注意が必要である.

- モルヒネは，強オピオイドのなかでも便秘を生じやすいため，排便コントロールが重要である．がん患者では，モルヒネのほかに抗コリン作用のある薬剤を多剤併用していることが多いため，便秘になりやすい．排泄の介助依頼回数の増加を連想させることは，患者の QOL を低下させるため，モルヒネ導入前に副作用を強調して説明しないように注意する．排便コントロールを並行して行うことは必須である.

- タペンタドールやフェンタニルなど，便秘が生じにくいオピオイドにスイッチングした際は，反対に下痢が生じるため便秘治療薬の中止や減量を行う.

便秘

- モルヒネは μ 受容体選択性が高いため，オピオイド誘発性便秘が生じやすいことを念頭に置き，モルヒネ導入開始後に排便頻度の減少や，排便時に強い怒責を伴っていないか観察する.
- オピオイド開始後に発現した便秘であることを確認する.
- 大腸刺激性下剤や浸透圧性下剤を使用しながら排便状況を観察する.
- オピオイド誘発性便秘への対応としてナルデメジンの使用を検討する.
- モルヒネ導入早期よりオピオイド受容体拮抗薬の使用を考慮する.

悪心・嘔吐

- 耐性が形成される 1 週間を過ぎても症状が持続していないか観察する.

せん妄

- オピオイド以外のせん妄誘発因子や，直接因子のアセスメントを行う.
- 患者・家族の不安緩和に努め，考えられる症状の原因を説明する．また家族には，患者の言動を強く否定しないことや，転倒を防止するなどの安全の確保に努めるよう指導する.

眠気

- モルヒネは，代謝物である M6G により眠気が生じやすいことを念頭に置く.
- 日中眠気が強く，日常生活に大きく支障が及ぶ場合は，モルヒネ過量の可能性を疑う.
- 眠気が生じやすいモルヒネ投与開始初期や増量時は特に注意して観察を行う.
- 耐性が形成される 1 週間を経過しても一日中眠気が強く，日常生活に大きく支障が及ぶ場合は，過量の可能性と肝・腎機能低下の有無を確認する.

呼吸抑制

- 眠気が強い場合は，呼吸抑制が見落とされやすいことを念頭に置く．
- 在宅療養中の場合，家族に呼吸状態の観察を指導する．
- 用法・用量から逸脱した使用は，血中濃度の急な上昇に伴う呼吸抑制の危険性があるため，たとえば「錠剤を噛んで飲んでいる」などの使用状況の有無を観察する．

麻痺性イレウス

- 腹部膨満，腹痛，排ガスの停止，悪心・嘔吐の症状がないか観察する．
- 在宅療養中の場合，上記症状と食事摂取量の低下についても家族より聞き取りを行う．

排尿障害

- モルヒネは抗コリン作用を有するため，排尿回数の減少や尿閉の有無を観察する．

▶ その他

- 製剤の特徴を踏まえ，効果が最大限発揮され，副作用による日常生活への影響が最小限となる工夫を行う．
- 投与経路が胃瘻しかない場合は，モルペス®細粒を選択するか他の投与経路への変更を考慮する．

Tips

オピオイドの副作用：傾眠

　傾眠は増量時に出現することが多く，継続投与で消失することが多い．オピオイドによる傾眠には，「ウトウトする」「ぼーっとする」「思考がまとまらない」「いつも寝ていて，声をかけると起きる」などがある．傾眠が患者にとって不快なもので，かつ，減量かオピオイドスイッチングが可能であれば検討する．

持続製剤　　　　 徐放性細粒

主な商品名

モルペス® 細粒
2%, 6%

適 応

● 中等度～高度の疼痛を伴う各種がんにおける鎮痛.

用法・用量

モルペス®細粒 2%, 6%	通常, 成人にはモルヒネ硫酸塩水和物として1日20～120mgを2回に分割経口投与する

体内動態

● 最高血中濃度到達時間：2.40時間（30mg, がん疼痛患者）
● 投与後12時間までの排泄率：73.08%
● 効果発現時間：約1時間
● 効果持続時間：8～12時間
● 生物学的利用率：15～64%

看護の視点から注意すること

▶服用（与薬）に際して

● モルペス®は, 粒子径が小さいため分割が容易である. 懸濁後ディスポーザブルシリンジを使用して投与する場合, シリンジ内に20%程度残留するため, 水などに懸濁させた場合は速やかに注入する. この製剤の特徴は, ジュースなどで懸濁させても10分程度なら徐放性に影響しないことである. また甘味層でコーティングしているため, 塩酸モルヒネのように苦味を感じずに服用が可能である.

▶効 果

● 硫酸モルヒネを徐放性被膜と甘味層でコーティングしている細粒で, 体内動態はMSコンチン®とほぼ同等の徐放性細粒製剤である.
● 1日2回製剤のため, 突出痛が薬の切れ目のタイミングに重なることが頻繁にある

ときは１日量を増量するか，24時間製剤に切り替えると疼痛コントロールが良好になる場合がある．患者に突出痛が生じる時間帯についてよく尋ね，鎮痛効果をアセスメントし適切な疼痛コントロールに努める必要がある．また徐放錠は，食後に内服すると血中薬物濃度が低下するため，なるべく空腹時に内服する．

▶副作用
- 便秘，悪心・嘔吐，眠気，せん妄，呼吸抑制，麻痺性イレウス，排尿障害など．
- 腎機能低下のある患者には使用しないことが原則だが，特別な状況により使用する場合は，特に眠気の副作用が強く出る可能性があるため注意が必要である．

便　秘
- モルヒネはμ受容体選択性が高いため，オピオイド誘発性便秘が生じやすいことを念頭に置き，モルヒネ導入開始後に排便頻度の減少や，排便時に強い怒責を伴っていないか観察する．
- オピオイド開始後に発現した便秘であることを確認する．
- 大腸刺激性下剤や浸透圧性下剤を使用しながら排便状況を観察する．
- オピオイド誘発性便秘への対応としてナルデメジンの使用を検討する．
- モルヒネ導入早期よりオピオイド受容体拮抗薬の使用を考慮する．

悪心・嘔吐
- 耐性が形成される１週間を過ぎても症状が持続していないか観察する．

せん妄
- オピオイド以外のせん妄誘発因子や，直接因子のアセスメントを行う．
- 患者・家族の不安緩和に努め，考えられる症状の原因を説明する．また家族には，患者の言動を強く否定しないことや，転倒を防止するなどの安全の確保に努めるよう指導する．

眠　気
- モルヒネは，代謝物であるM6Gにより眠気が生じやすいことを念頭に置く．
- 一日中眠気が強く，日常生活に大きく支障が及ぶ場合は，モルヒネ過量の可能性を疑う．
- 眠気が生じやすいモルヒネ投与開始初期や増量時は特に注意して観察を行う．
- 耐性が形成される１週間を経過しても一日中眠気が強く，日常生活に大きく支障が及ぶ場合は，過量の可能性と肝・腎機能低下の有無を確認する．

呼吸抑制
- 眠気が強い場合は，呼吸抑制が見落とされやすいことを念頭に置く．
- 在宅療養中の場合，家族に呼吸状態の観察を指導する．
- 用法・用量から逸脱した使用は，血中濃度の急な上昇に伴う呼吸抑制の危険性があるため，たとえば「錠剤を噛んで飲んでいる」などの使用状況の有無を観察する．

麻痺性イレウス

- 腹部膨満，腹痛，排ガスの停止，悪心・嘔吐の症状がないか観察する．
- 在宅療養中の場合，上記症状と食事摂取量の低下についても家族より聞き取りを行う．

排尿障害

- モルヒネは抗コリン作用を有するため，排尿回数の減少や尿閉の有無を観察する．

▶その他

- 特にブドウ糖や水で懸濁した場合残存率が高く，注意が必要である．カゼイン含有の経腸栄養剤（エンシュア®リキッドなど）や牛乳では少ないとされる．またヨーグルト，牛乳では混合20分後での溶出率の変化は約10%で，アイスクリーム，オレンジジュース，ゼリーでは30分後でも安定している．

オピオイドの副作用：せん妄

　せん妄は多彩な症状の総称である．オピオイドによるせん妄で最も多くみられるのは，幻視である．「ないものや人が見える」「小動物が走っている」などと表現されるが，患者自身がそのようなことは実際にないことも理解している．羞恥心から医療者に訴えないことも多く，「ないものが見える人がいますが，あなたはそのような症状はないですか」と尋ねると，比較的言いやすいようである．患者が治療を希望された場合のみ，リスペリドン1mgを投与する．

速放製剤 　　内用液剤

主な商品名

オプソ® 内服液
5mg, 10mg

適　応

● 中等度〜高度の疼痛を伴う各種がんにおける鎮痛.

用法・用量

オプソ®内服液 5mg, 10mg	臨時追加投与として使用する場合は, 本剤の1回量は定期投与中のモルヒネ経口製剤の1日量の1/6量を目安として投与すること

体内動態

● 最高血中濃度到達時間：0.9±0.1 時間（10mg, がん疼痛患者）
● 血中濃度半減期：2.2±0.3 時間（10mg, がん疼痛患者）
● 効果発現時間：10〜30 分
● 効果持続時間：1〜4 時間
● 生物学的利用率：15〜64%

看護の視点から注意すること

▶ 服用（与薬）に際して

● 液剤は, 薬包の口を切った後に中央を押さえると, 薬液がこぼれる可能性があるため注意する. 化学療法の有害事象で口腔内粘膜炎がある患者では, 食事摂取前に内服するとよい.

▶ 効　果

● 効果発現まで 30 分程度の時間を要する. 労作時や入浴前など, あらかじめ呼吸困難や痛みが予測できる場合は, 開始 30 分前に内服するとよい.

▶ 副作用

● 便秘, 悪心・嘔吐, 眠気, せん妄, 呼吸抑制, 麻痺性イレウス, 排尿障害など.

● 腎機能低下のある患者には使用しないことが原則だが，特別な状況により使用する場合は，特に眠気の副作用が強く出る可能性があるため注意が必要である.

便　秘

- ● モルヒネは μ 受容体選択性が高いため，オピオイド誘発性便秘が生じやすいことを念頭に置き，モルヒネ導入開始後に排便頻度の減少や，排便時に強い怒責を伴っていないか観察する.
- ● オピオイド開始後に発現した便秘であることを確認する.
- ● 大腸刺激性下剤や浸透圧性下剤を使用しながら排便状況を観察する.
- ● オピオイド誘発性便秘への対応としてナルデメジンの使用を検討する.
- ● モルヒネ導入早期よりオピオイド受容体拮抗薬の使用を考慮する.

悪心・嘔吐

- ● 耐性が形成される 1 週間を過ぎても症状が持続していないか観察する.

せん妄

- ● オピオイド以外のせん妄誘発因子や，直接因子のアセスメントを行う.
- ● 患者・家族の不安緩和に努め，考えられる症状の原因を説明する. また家族には，患者の言動を強く否定しないことや，転倒を防止するなどの安全の確保に努めるよう指導する.

眠　気

- ● モルヒネは，代謝物である M6G により眠気が生じやすいことを念頭に置く.
- ● 一日中眠気が強く，日常生活に大きく支障が及ぶ場合は，モルヒネ過量の可能性を疑う.
- ● 眠気が生じやすいモルヒネ投与開始初期や増量時は特に注意して観察を行う.
- ● 耐性が形成される 1 週間を経過しても一日中眠気が強く，日常生活に大きく支障が及ぶ場合は，過量の可能性と肝・腎機能低下の有無を確認する.

呼吸抑制

- ● 眠気が強い場合は，呼吸抑制が見落とされやすいことを念頭に置く.
- ● 在宅療養中の場合，家族に呼吸状態の観察を指導する.
- ● 用法・用量から逸脱した使用は，血中濃度の急な上昇に伴う呼吸抑制の危険性があるため，たとえば「錠剤を噛んで飲んでいる」などの使用状況の有無を観察する.

麻痺性イレウス

- ● 腹部膨満，腹痛，排ガスの停止，悪心・嘔吐の症状がないか観察する.
- ● 在宅療養中の場合，上記症状と食事摂取量の低下についても家族より聞き取りを行う.

排尿障害

- ● モルヒネは抗コリン作用を有するため，排尿回数の減少や尿閉の有無を観察する.

▶その他

● オプソ®内服液は，5 mg 製剤の液量が 1 包 2.5 mL であるのに対し，10 mg 製剤の液量は 1 包 5 mL である．一般的に，呼吸困難のある患者では飲水や錠剤の嚥下自体が苦痛につながることがあるため，レスキュー薬の増量が必ずしも良いと限らない場合がある．レスキュー薬の量や種類の選択においては，嚥下状態を十分にアセスメントする必要がある．

注 射 剤

主な商品名
....

モルヒネ注
1%, 4%

適 応

皮下および静脈内投与の場合

- 激しい疼痛時における鎮痛・鎮静.
- 激しい咳嗽発作における鎮咳.
- 激しい下痢症状の改善および手術後などの腸管蠕動運動の抑制.
- 麻酔前投薬，麻酔の補助.
- 中等度～高度の疼痛を伴う各種がんにおける鎮痛.

硬膜外およびくも膜下投与の場合

- 激しい疼痛時における鎮痛.
- 中等度～高度の疼痛を伴う各種がんにおける鎮痛.

用法・用量

モルヒネ注 1%, 4%	通常，成人にはモルヒネ塩酸塩水和物として1回5～10mgを皮下注する

体内動態

- 最高血中濃度到達時間（単回投与）：投与終了直後
- 血中濃度半減期：該当資料なし
- 効果発現時間：5分以内

看護の視点から注意すること

▶投与（与薬）に際して

- モルヒネの投与は，持続静注もしくは持続皮下注での投与が一般的である.

  持続静注
  - 中心静脈ルートが確保されている場合は，カテーテルの抜出の有無や感染徴候の有無，チューブの屈曲やカテーテル内の閉塞の徴候など基本的な観察を行うとと

117

に，症状緩和に必要な量が正しく投与されるよう適切な輸液管理を行う．

- 末梢静脈ルートからの投与の場合は，るい痩などにより血管が脆弱な患者は特に薬液漏れが生じやすく，適切な輸液管理と症状マネジメントの両観点からも注意が必要である．

持続皮下注

- 針の留置部位は，更衣しやすい前胸部や腹部が選択されることが多いが，体位によって皮膚のたわみが生じやすく，針の根元が屈曲し閉塞の原因になることがある．上腕や大腿部は，体動時に比較的皮膚のたわみが少ないため選択しやすい．浮腫が強い部位や，特に皮膚が脆弱化している部位を避けて留置する．また，投与量やレスキュー薬の投与間隔により刺入部の皮膚の硬結や瘙痒感をきたすことがあるため観察を怠らないようにする．レスキュー薬を投与しても効果発現が緩やかである場合は，皮膚の硬結が薬液の吸収に影響している可能性があるため注意する．通常3日間程度で留置針の交換を行うが，皮膚の硬結による痛みやかゆみは睡眠を著しく阻害し，患者のQOL低下に直結するため，症状が現れたら速やかに針の入れ替えをする．
- 投与経路に関わらず，レスキュー薬を投与しても症状が緩和しない場合などは，前述したようにルートの屈曲や接続部からの薬液漏れが考えられる．投与においては，可能な限りねじ式のロック付きシリンジを選択し，薬液漏れのリスクに対応する．また，シリンジとルートの接続部や，延長チューブの接続部の緩みの有無について定時点検を行うことは，患者のQOL維持において特に重要である．

▶効　果

- 経静脈的，経皮的に投与する場合，効果発現まで5分以内である．特に呼吸困難は死を連想しやすく恐怖や不安を覚えやすいため，レスキュー薬投与後は効果発現までそばに付き添うなど，すぐにその場を離れないよう配慮する．症状が改善するまでの時間を共有することは，患者の恐怖や不安という精神的苦痛を和らげるケアとなる．その際，胸や痛みのある部位にタッチングし，手当てすることでよりいっそう安心感につながることがある．

▶副作用

- 便秘，悪心・嘔吐，眠気，せん妄，呼吸抑制，麻痺性イレウス，排尿障害など．
- 腎機能低下のある患者には使用しないことが原則だが，特別な状況により使用する場合は，特に眠気の副作用が強く出る可能性があるため注意が必要である．
- 経静脈的投与や経皮的投与は，鼻腔や直腸などの経粘膜的投与に比べて初回通過効果を受けないため，効果発現が速やかで副作用が発現しやすく，開始直後から5〜15分は特に観察を怠らないようにする．

便　秘

● モルヒネは μ 受容体選択性が高いため，オピオイド誘発性便秘が生じやすいことを念頭に置き，モルヒネ導入開始後に排便頻度の減少や，排便時に強い怒責を伴っていないか観察する．

● オピオイド開始後に発現した便秘であることを確認する．

● 大腸刺激性下剤や浸透圧性下剤を使用しながら排便状況を観察する．

● オピオイド誘発性便秘への対応としてナルデメジンの使用を検討する．

● モルヒネ導入早期よりオピオイド受容体拮抗薬の使用を考慮する．

悪心・嘔吐

● 耐性が形成される 1 週間を過ぎても症状が持続していないか観察する．

せん妄

● オピオイド以外のせん妄誘発因子や，直接因子のアセスメントを行う．

● 患者・家族の不安緩和に努め，考えられる症状の原因を説明する．また家族には，患者の言動を強く否定しないことや，転倒を防止するなどの安全の確保に努めるよう指導する．

眠　気

● モルヒネは，代謝物である M6G により眠気が生じやすいことを念頭に置く．

● 一日中眠気が強く，日常生活に大きく支障が及ぶ場合は，モルヒネ過量の可能性を疑う．

● 眠気が生じやすいモルヒネ投与開始初期や増量時は，特に注意して観察を行う．

● 耐性が形成される 1 週間を経過しても一日中眠気が強く，日常生活に大きく支障が及ぶ場合は，過量の可能性と肝・腎機能低下の有無を確認する．

呼吸抑制

● 眠気が強い場合は，呼吸抑制が見落とされやすいことを念頭に置く．

● 在宅療養中の場合，家族に呼吸状態の観察を指導する．

● 用法・用量から逸脱した使用は，血中濃度の急な上昇に伴う呼吸抑制の危険性があるため，たとえば「錠剤を噛んで飲んでいる」などの使用状況の有無を観察する．

麻痺性イレウス

● 腹部膨満，腹痛，排ガスの停止，悪心・嘔吐の症状がないか観察する．

● 在宅療養中の場合，上記症状と食事摂取量の低下についても家族より聞き取りを行う．

排尿障害

● モルヒネは抗コリン作用を有するため，排尿回数の減少や尿閉の有無を観察する．

▶ その他

● 持続皮下注の場合に使用される，小型シリンジポンプの扱いを熟知しておく．患者の動作を妨げないよう，コードレス管理にすることも検討する．その際は 1 回/日の電

池交換を忘れないようにする．患者がレスキューの実施を PCA ボタンで自己管理する場合は，不応期設定を行い，過量投与を未然に防止する．

● 在宅用小型シリンジポンプについては，シリンジを用いるタイプや，ディスポーザブルの薬液バッグタイプなどがあるため，投与量や患者の状況に応じた機器を選択する．

Tips

スペシャルポピュレーション[＊]に対するオピオイド

● 腎機能低下

腎機能低下のみられる患者に対するオピオイドの選択は，代謝物に活性があるかどうかがポイントになる．

薬物は体内に吸収された後，肝臓で代謝（解毒）される．この代謝物の多くは腎臓から排泄される．腎機能が低下している場合は，この代謝物が排泄されずに体内に蓄積する．この代謝物に何らかの活性がある場合は，蓄積により副作用の原因になる．代表的なものとして，モルヒネの代謝物である M-6-G には活性があり，傾眠やせん妄の原因になると考えられている．それに対して，フェンタニルには活性代謝物がないため，腎機能低下時の第一選択となっている．

● 肝機能低下

肝機能低下のみられる患者に対するオピオイドの選択は，血中濃度曲線下面積（AUC）で比較する．どの薬剤も，肝機能の低下に伴い AUC の上昇がみられる．急激に肝機能が低下した場合は，オピオイドの効果，副作用に応じて減量が必要になる．

最も注意しなければいけないことは，肝機能低下患者のオピオイドスイッチングである．肝臓の代謝にはチトクロム P450（CYP）による酸化還元反応と，グルクロン酸などによる抱合反応などがある．モルヒネ，ヒドロモルフォン，タペンタドールの主な代謝経路はグルクロン酸抱合で，フェンタニル，オキシコドン，メサドンは CYP である．よって，通常の換算比が適応できない可能性が高いことを念頭に置いた，オピオイドスイッチング後の効果，副作用のアセスメントがより重要になる．

● 高　齢

高齢の患者には加齢に伴い，個人差はあるが腎機能，肝機能の低下がみられる．よって，若年者よりも効果，副作用が強くなる可能性があることを念頭に置き，オピオイドスイッチングについては，より慎重に行う必要がある．

＊　スペシャルポピュレーション：小児や高齢者，妊婦・授乳婦，腎機能・肝機能低下患者など，薬物動態および薬物感受性が一般の患者集団と異なる特性を有する患者のことである．臨床的には，スペシャルポピュレーションは薬物の血中濃度を予測することが困難である．

鎮痛薬（オピオイド）
05 タペンタドール

タペンタドールの特徴

- μ 受容体に選択的に作用する合成オピオイド.
- ノルアドレナリン再取込み阻害作用により，神経障害性疼痛にも効果が期待されている.
- 代謝は主にグルクロン酸抱合で，活性代謝物に鎮痛効果は認められていない.
- 鎮痛効果はオキシコドンの 1/5 程度である.
- トラマドールと鎮痛効果は類似しているが，トラマドールはプロドラッグであり，遺伝子多型による個人差が生じるのに対し，タペンタドールは生じない.
- 便秘，傾眠，悪心・嘔吐などの副作用は，ほかのオピオイドより頻度も程度も少ない.
- 幻視の副作用は，モルヒネと同様に発現する.
- 剤形は徐放性の内服製剤のみである.
- 錠剤は乱用防止製剤である.

相互作用

- MAO（モノアミン化酵素）阻害薬とは併用禁忌.
- 中枢神経抑制薬との併用で，相加的に中枢神経抑制作用が増強する可能性がある.
- セロトニン再取込み阻害薬との併用により，セロトニン症候群が発現する可能性がある.
- プロベネシドとの併用で，タペンタドールの作用が減弱する可能性がある.

乱用防止製剤とは

　海外ではハンマーで錠剤を砕き，それを鼻から吸引したり水で溶かして注射し乱用するケースがあることから，容易に砕けない硬さをもち，水を含むとゲル化するよう設計された錠剤のことである.

| 持続製剤 | | 徐放錠 | |

主な商品名

タペンタ® 錠

25mg，50mg，100mg

適　応

● がん疼痛（中等度〜高度の痛み）.

用法・用量

タペンタ®錠 25mg，50mg，100mg	通常，成人にはタペンタドールとして1日50〜400mgを2回に分けて経口投与する

体内動態

● 最高血中濃度到達時間：5時間
● 血中濃度半減期：5〜6時間
● 効果発現時間：1〜2時間
● 効果持続時間：12時間
● 生物学的利用率：20%

看護の視点から注意すること

▶ 服用（与薬）に際して

● タペンタ®錠は徐放製剤であるため，噛む，割る，砕く，溶かすといったことはせず，必ずそのままで内服する必要がある．しかし，タペンタ®錠は錠剤が大きく，錠剤の飲み込みにくさや嚥下障害がある患者には適さない．高齢者が飲み込みやすい錠剤のサイズは直径7〜8mm[1]であり，食事内容や服薬の自立度は服薬困難と関係しない[2]ため，看護師は食事や服薬管理状況に関わらず錠剤の飲み込みにくさの有無や加齢，がんやがん治療による嚥下機能への影響について確認を行い，内服困難な場合は医療チームでほかのオピオイド製剤へ変更を検討する．また本剤は乱用防止製剤であり，容易に砕けない硬さかつ水を含むとゲル化するよう設計されている．患者へは，飲み込みにくい場合は舐めたり噛んだりする前に医療者に報告するよう説明を行う.

● タペンタドールは，他の薬物との相互作用を生じにくい薬剤であるが，留意すべき点

もある．他のオピオイドと同様に，中枢神経抑制薬，吸入麻酔薬，MAO（モノアミン化酵素）阻害薬，三環系抗うつ薬，β遮断薬，アルコール，抗ヒスタミン薬との併用において相加的に中枢神経抑制作用を増強させるため，併用時は呼吸抑制，めまい，低血圧および鎮静が起こることがある[3]．また，タペンタドールはMAO阻害薬との併用により相加的に作用が増強し，心血管系副作用が増強される可能性があるとされ，併用禁忌となっている[3]．尿酸排泄剤であるプロベネシドとの併用ではタペンタドールの作用が減弱する可能性がある．看護師は，患者の既往歴と併用薬を丁寧に確認し，医療チームと情報共有する．患者へは，タペンタドール服用中の飲酒はしないよう説明を行う．

▶効 果

● タペンタドールには，2つの作用を併せ持つという特徴がある．

● 第一の作用はμオピオイド受容体作動作用である．μ受容体は中枢および末梢神経系に広く分布し，体のさまざまな痛みの制御に関わっている．タペンタドールは代謝の影響を受けることなくこのμ受容体に結合し活性化させて強力な鎮痛効果を発揮し，内臓痛や体性痛といった侵害受容性疼痛を緩和する．

● 第二の作用はノルアドレナリン再取込み阻害作用である．神経系のなかには「痛みを抑制する神経」が存在する．これを下行性疼痛抑制系といい，この神経系を活性化すれば痛みを強力に抑制できる．下行性疼痛抑制系の活性化にはノルアドレナリンが関与しており，タペンタドールがノルアドレナリンの再取込みを阻害すると，シナプス間のノルアドレナリン量が増え，鎮痛効果を発揮する．こちらは神経障害性疼痛に有効である．

● タペンタドールはトラマドールをもとにつくられた薬剤[4]で，これらの2つの作用がより安定・効率的に発揮されるため，さまざまな種類のがん疼痛を広くカバーできると期待されている．最近では骨転移痛に対する使用頻度が増えている．

▶副作用

● タペンタドールは消化器系の副作用の程度と頻度が比較的少ない[5~7]．副作用への不安が強い患者や悪心が出現しやすい患者，便秘を避けたい患者などには良い適応となる．
　悪心・嘔吐，傾眠，便秘
　● オピオイド新規導入患者は，オピオイド切り替え患者よりも悪心・嘔吐，傾眠，便秘の発現率が若干高い[7]ため，看護師は留意して観察し対処する．
　せん妄
　● オピオイドによる幻覚，せん妄は，投与開始初期や増量時に出現することが多い[3]．タペンタドールは，臨床試験で0.3％にせん妄が出現したと報告されている．がん患者においては，さまざまな要因でせん妄などの認知機能障害が出現すると言われ

ており，原因を鑑別する必要があるが，本剤によるせん妄が疑われる場合は医療チームで減量や他のオピオイドへの変更を検討する．幻視に対してはリスペリドンが適応となるが，治療を希望するかどうかは患者に確認する必要がある．

セロトニン症候群

- タペンタドールは，トラマドールをもとにセロトニン再取込み阻害作用を軽減してつくられており[4]，単剤ではセロトニン症候群は起こりにくい．しかし，若干のセロトニン再取込み阻害作用を有しているため，セロトニン再取込み阻害薬との併用によりセロトニン症候群が発現する可能性がある[3]．看護師は併用薬を把握し，セロトニン再取り込み阻害薬を服薬中の患者の場合は，セロトニン症候群を念頭に置いて観察する必要がある．

- 症状は，精神症状（不安，混乱する，いらいらする，興奮する，動き回るなど），錐体外路症状（手足が勝手に動く，震える，体が固くなるなど），自律神経症状（汗をかく，発熱，下痢，脈が速くなるなど）である[8]．

- 好発時期は内服開始時や増量時で，服薬開始数時間以内に急激に症状が出現することが多いため，開始時や増量時の内服して数時間は特に注意して観察を行う．

- 治療の基本は原因薬剤の中止と，補液や体温冷却などの保存的な治療である．一般に予後は良く，約70％の症例は発症24時間以内に改善すると言われている[8]が，ごくまれに高熱や呼吸不全，腎不全，播種性血管内凝固症候群（DIC）などの重篤な病態に陥ることがあり，早期発見と早期対処が重要である．そのためセロトニン症候群が疑われる場合には，看護師は速やかに医療チームと情報共有して対応にあたる．患者へは，急に精神的に落ち着かなくなったり，体が震えてきたり，汗が出てきて脈が速くなるなどの症状がみられた場合は，すぐに報告し受診するよう説明を行う．

▶その他

副作用が少ない以外の利点

- 尿中未変化体が少なく腎排泄がほとんどないことに加えて，活性代謝物もないため，腎機能障害のある患者へも比較的安全に使用できる．

- 主な代謝経路がグルクロン酸抱合で，遺伝子多型やほかの薬物との相互作用を受けにくい．

留意したい点

- タペンタ®錠には25mg，50mg，100mgと3規格あるが，3つとも大きさは全く同じであり，25mg錠と50mg錠は錠剤の色も同じである．患者や家族への服薬指導の際には注意を促す．看護師も誤配薬に注意が必要である．

- 院内採用していない病院や，取り扱っていない（取り寄せてもらう必要がある）薬局もあり，処方の際に患者の環境や継続医療先に応じて配慮が必要な場合がある．

文　献

1）三浦宏子ほか：錠剤の大きさが虚弱高齢者の服薬に与える影響 服薬模擬調査による検討．日老医誌 **44**（5）：627-633，2007
2）野﨑園子：薬剤と嚥下．日静脈経腸栄会誌 **31**（2）：699-704，2016
3）日本緩和医療学会ガイドライン統括委員会（編）：がん疼痛の薬物療法に関するガイドライン（2020年版），金原出版，p.68，71，73，2020
4）中川貴之：トラマドールおよび新規オピオイド系鎮痛薬タペンタドールの鎮痛作用機序とその比較．日緩和医療薬誌 **6**（1）：11-22，2013
5）今中啓一郎ほか：日本人部分集団におけるタペンタドール徐放錠の中等度から高度のがん性疼痛に対する有効性および安全性の解析—オキシコドン徐放錠を対象としたランダム化二重検試験．ペインクリニック **35**（5）：635-643，2014
6）Xu XS, et al：Pharmacokinetic and pharmacodynamic modeling of opioid-induced gastrointestinal side effects in patients receiving tapentadol IR and oxycodone IR. Pharm Res **29**（9）：2555-2564，2012
7）今中啓一郎ほか：タペンタドール徐放錠の中等度から高度の癌性疼痛を有するオピオイド新規導入患者およびオピオイド切り替え患者を対象とした多施設共同非盲検試験．緩和医療 **11**（2）：147-155，2016
8）厚生労働省：セロトニン症候群．重篤副作用疾患別対応マニュアル（精神），平成22年3月（令和3年4月改定）〔https://www.mhlw.go.jp/topics/2006/11/dl/tp1122-1j13.pdf〕（2024年1月30日確認）

Tips

オピオイドの副作用：悪心・嘔吐

　悪心・嘔吐で「常にムカムカする」という訴えには，ドンペリドンなどのドパミン受容体拮抗薬の効果が期待できる　一方，「起き上がるとムカムカする」「食事を食べようと座ったら（起き上がったら），嘔吐した」などの動揺病のような訴えには，ジフェンヒドラミンなどの抗ヒスタミン薬の効果が期待できる．悪心・嘔吐もオピオイドスイッチングで消失することがある．

鎮痛薬（オピオイド）
06 メサドン

メサドンの特徴

- μ受容体に選択的に作用する合成オピオイド.
- NMDA受容体阻害作用により，神経障害性疼痛にも鎮痛効果が期待されるとともに，オピオイド耐性が解除される.
- 他のオピオイドとの交叉耐性*が不完全である.
- セロトニン再取込み阻害作用による効果も期待されている.
- 主たる代謝はCYP3A4，CYP2B6で，代謝物に活性はない.
- 半減期が長いため，効果が安定するのに数日〜1週間を要する.
- 上記の理由から，増量も数日〜1週間間隔で行う（添付文書では1週間ごと）.
- 鎮痛効果はモルヒネからの切り替え時は5〜20倍で，メサドンからモルヒネへの切り替えは同量で行いタイトレーションする.
- 便秘，傾眠，悪心・嘔吐，せん妄などの副作用は他のオピオイドより頻度も程度も低い.
- 剤形は内服製剤のみである.
- 原薬の作用が長いため，徐放製剤ではないが，1日2〜3回の服用で鎮痛効果が持続する.

相互作用

- CYP3A4阻害作用のある薬物との併用により，メサドンの血中濃度が上昇する可能性がある.
- CYP3A4誘導作用のある薬物との併用により，メサドンの血中濃度が低下する可能性がある.
- 中枢神経抑制薬との併用で，相加的に中枢神経抑制作用が増強する可能性がある.

* 交叉耐性（交差耐性）：一般に化学構造や作用機序が類似している薬剤間で生じる．1種類のオピオイドに対して耐性を獲得すると，同時に別の種類のオピオイドに対する耐性も獲得することをいう．この場合の耐性とは，オピオイドの鎮痛効果が長期使用によって減弱している状態のことを指す.

- 抗コリン作用薬との併用により，抗コリン作用が増強する可能性がある．
- QT 延長を起こす薬剤や抗不整脈薬などとの併用により，QT 延長を増強させる可能性がある．

Tips

オピオイドの薬理作用

　日本で使用可能なオピオイドは，①モルヒネ，②オキシコドン，③ヒドロモルフォン，④フェンタニル，⑤タペンタドール，⑥メサドンの6種類である．このなかで，モルヒネ，オキシコドン，ヒドロモルフォンは天然物由来の製剤であり，効果，副作用に類似点が多い．一方，フェンタニルは経皮吸収や粘膜吸収に優れているため，貼付剤や粘膜吸収剤がある．タペンタドールは臨床試験において，便秘，悪心・嘔吐，傾眠の副作用がほかのオピオイドより少ないとされている．メサドンはほかのオピオイドで効果不十分な痛み，主に神経障害性疼痛に対して効果が期待できる．また，せん妄などの副作用も少ないとされるが，血中濃度の個人差が大きいことと，ほかのオピオイドとの換算が一定でないこと，QT 延長というほかのオピオイドとは異なる副作用が出現することから，処方医が限定されている．

持続製剤	錠　剤

主な商品名

メサペイン® 錠
5mg，10mg

適　応

● がん疼痛（中等度〜高度の痛み）.

用法・用量

メサペイン®錠 5mg，10mg	本剤は，他の強オピオイドから切り替えて使用する．通常，成人に対し初回投与量は本剤投与前に使用していた強オピオイドの用法・用量を勘案して，メサドン塩酸塩として1回5〜15mgを1日3回経口投与する

体内動態

● 最高血中濃度到達時間：5時間
● 血中濃度半減期：20〜35時間
● 効果発現時間：30分以内
● 効果持続時間：8〜12時間
● 生物学的利用率：80%

看護の視点から注意すること

▶ 服用（与薬）に際して

● 日本では，メサドンはモルヒネなどのオピオイドで疼痛緩和が得られない場合に用いる，いわば第四段階で使用するものとされている．したがって，メサドン導入の対象患者はすでに病状がかなり進行し，多くのオピオイドを投与されていることもある．チーム医療のなかでは看護師が中心となり，以下のように調整する必要がある．
医療者間の調整
　● がん疼痛に意識を向け，特に疼痛緩和が不十分な患者の検討を日々行う．
　● 主治医・病棟看護師・薬剤師で連携を図り，カンファレンスを開催する．
　● 緩和ケアチームへ相談し，疼痛コントロールや今後の見込みについて論議する．

<u>患者にメサドンについて説明する</u>

- 疼痛コントロールについての理解度を確認しながら，コミュニケーションを図る．
- リーフレットなどを用いて，メサドンの特徴などについてわかりやすく説明する．具体的には，①用法・用量，②服薬上の注意事項，③レスキュー薬の使い方，④投与開始後，効果が発現するまでに時間がかかること，⑤副作用について，⑥「痛みの治療日記」をつけて，ともにチェックしていくこと，を伝える．

<u>患者を精神的に支える[1]</u>

- メサドンの説明を聞いて，多くの患者は戸惑いを感じる．メサドンの副作用だけでなく，がん疼痛が強くなったという病状の進行に絶望を感じる場合がある．また導入時の患者は，「説明文書を読んだけど，副作用のことばかり書いてあって怖い」と言う場合もある．副作用は医療者が十分注意することを説明し，現在内服しているオピオイドにも副作用はあるが，コントロールができていることを説明する．
- メサドンの鎮痛効果は十分期待できること，メサドンに変更することによって痛みが軽減し，QOL も向上する可能性があることを伝え，投与開始後の精神的サポートを行うことを患者・家族に保証する．

▶ **服用（与薬）に際して**

- 白色の素錠で 5mg と 10mg があり，中央に割線があるが，割っての半量投与は日本では認められていない．光に不安定であるが，胃瘻などからの投与直前の粉砕・簡易懸濁を行っているとの学会報告もみられる[2]．

▶ **効 果**

- 従来の強オピオイドにても改善しない難治性のがん疼痛に用いられる．内臓痛，体性痛はもちろん，最近では頭頸部がんの神経障害性疼痛にも有効と示された．
- 他のオピオイドとの交叉耐性が不完全であるため，メサドンへ切り替えた後，効果発現に時間がかかる場合も，逆に効果が早く出る場合もあることに留意する．
- これまで使用してきたオピオイドの効果が不十分であること，痛みの性状や強さを考慮すると今後オピオイドを増量しても効果があまり期待できないこと，その代替薬としてメサドンがあり，メサドンへの切り替えの成功率は高いことを説明する[3]．
- メサドンの安全かつ有効な投与を行うために，投与量の説明を行い，患者の生活リズムを考慮して，投与間隔は厳密に 8 時間おきではなく，2 時間くらいずれてもよいことを患者に説明する．症状によっては 1 日 2 回か，少量の場合は 1 回にすることも可能である．
- 内服開始後メサドンの血中濃度が安定するまで時間がかかるので，効果発現までに 5〜7 日間くらいかかることもあり，その間，痛みが強くなる場合はレスキュー薬をしっかり服用することを説明する．また，「痛みの治療日記」を用いて自己管理する

ことは，自己効力感が高まるので，痛みが安定するまでは使用をすすめる．

● 特に外来でメサドンを開始する場合，必要な患者には主治医もしくは薬剤師，看護師が毎日（たとえば 3〜5 日間）連絡し，服薬状況などを確認することが望まれる．痛みの程度，レスキュー薬の使用回数，不安の有無などを尋ねる．丁寧に話を聴き，しっかりとサポートを行う．また，呼吸抑制などの副作用の出現にも注意する．

▶ 副作用

● 便秘はモルヒネと比較して少ないとされ，頑固なオピオイド誘発性便秘には，フェンタニルかメサドンへのオピオイドスイッチングを考慮するとされている．

● 悪心・嘔吐，瘙痒症などは他のオピオイドと同等であり，神経毒性のある代謝産物は生成されないのでミオクローヌス，せん妄，幻覚は少ないとされている．

● 眠気はモルヒネと比較して強く，遷延する傾向があり，日常生活に影響を及ぼすほどの眠気がある場合は，日中の投与量を減らし夕食後の投与量を増やすなどの工夫が必要なこともある．痛みの軽減→眠気→意識障害→呼吸回数の減少（呼吸困難感の自覚はない）の経過をたどることがあるので，呼吸抑制（呼吸回数の減少）に注意する必要がある．

● 痛みが緩和されたかどうかにもよるが，患者とよく話し，日中の強い眠気が不快な場合は用法・用量などの変更を医師などに相談する．

● 心電図で QT 延長からトルサードポアントに移行することがあるので，併用薬剤のチェックや，電解質などに留意し，増量時など定期的な心電図検査が望ましいとされている．日本では，投与開始直前，投与 1 週間後，30 mg 程度に増量後，100 mg に増量前後，その他電解質異常などがみられた場合などに心電図検査を行うのが一般的である．

Point

患者・家族への精神的サポート

　メサドンの血中半減期は長く，個人差があり，副作用の発現時期や程度も異なるので留意する必要がある．患者・家族にはスタッフ全員で十分に注意していくことなどを説明し，メサドンに対する不安を取り除くように関わる．また，外来の場合は相談窓口を明確にしておく必要がある．

▶ その他

● 医療者がメサドンに関する正確な知識をもち，特にチーム医療として患者や家族のメサドンへの不安を払拭し，患者自身ががん疼痛治療への意欲と自信をもてるように関わり，自己効力感を高めていくことが必要である．

● また，がん患者を診療している医療機関は，互いに患者を紹介し合っている．難治性がん疼痛に，メサドンが使用されることが多くなってきている．がん診療連携拠点病院，緩和ケア病棟のある病院，がん患者の在宅医療を行っている診療所など，がん疼痛のある患者をみている医療機関にはメサドンを処方できる医師が必要であり，地域全体で処方するという感覚が必要である．

文　献

1) 岡山幸子ほか：緩和ケア認定看護師の支援にて外来でメサドンを安全に導入することが可能であった1例—本邦の発売開始後まもない時期に外来で処方した経験—．Palliat Care Res **9**（3）：506-510, 2014
2) 鈴木直人ほか：メサドン塩酸塩錠を簡易懸濁法で胃瘻より投与し疼痛管理を施行した一例．第16回日本緩和医療薬学会年会
3) Okayama S, et al：A Comparative Study of Opioid Switching to Methadone for Cancer Pain Control in Successful and Unsuccessful Cases. J Palliat Med **22**（7）：844-847, 2019
4) McPherson ML, et al：Safe and Appropriate Use of Methadone in Hospice and Palliative Care：Expert Consensus White Paper. J Pain Symptom Manage **57**（3）：635-645, 2019
5) Okayama S, et al：Assistance of a Palliative Care Certified Nurse in the Alleviation of Refractory Cancer Pain by Switching Opioids to Oral Methadone in a Japanese Outpatient Setting. J Hosp Palliat Nurs **23**（6）：539-543, 2021

鎮痛薬（非オピオイド）

01 アセトアミノフェン

アセトアミノフェンの特徴

- 解熱・鎮痛剤として広く使用されている.
- 胃潰瘍, 腎障害, 血圧上昇などの副作用は NSAIDs より少ない.
- 24 時間持続的な効果を期待する場合は, 1 日 4 回内服する.
- がん疼痛の場合は 1 回 500〜1,000 mg が一般的で, 1 日 4,000 mg まで使用可能である.
- 注射剤は投与直後から鎮痛および解熱効果が期待できる.
- 注射剤は投与量に関わらず 15 分で点滴静注する.
- アルコール中毒患者は, 肝障害のリスクが高いため慎重に投与する.
- 絶食・低栄養状態・摂食障害などによるグルタチオン欠乏, 脱水症状のある患者は慎重に投与する.
- 作用は末梢性より中枢性である.

相互作用

- 本剤は薬物代謝酵素 CYP2E1 の誘導により, アセトアミノフェンから肝毒性をもつ N-アセチル-p-ベンゾキノンイミンへの代謝が促進される.
- 薬物代謝酵素 CYP3A4 誘導剤でも同様の危険性がある.

錠　剤　◎◎

主な商品名
. . . .

カロナール® 錠
200mg，300mg，500mg

適　応

- 下記の疾患ならびに症状の鎮痛．
  - 頭痛，耳痛，症候性神経痛，腰痛症，筋肉痛，打撲痛，捻挫痛，月経痛，分娩後痛，がん疼痛，歯痛，歯科治療後の疼痛，変形性関節症
- 下記疾患の解熱・鎮痛．
  - 急性上気道炎（急性気管支炎を伴う急性上気道炎を含む）
- 小児科領域における解熱・鎮痛．

用法・用量

カロナール® 錠 200mg，300mg，500mg	・通常，成人にはアセトアミノフェンとして1回300〜1,000mgを経口投与し，投与間隔は4〜6時間以上とする ・1日総量として4,000mgを限度とする

体内動態

- 最高血中濃度到達時間（単回投与）：0.79±0.49時間（健康成人男性空腹時）
- 血中濃度半減期（単回投与）：2.91±0.38時間（健康成人男性空腹時）
- 効果発現時間：30分以内
- 効果持続時間：特になし

看護の視点から注意すること

▶服用（与薬）に際して
- たとえば胸膜癒着術などで発熱が予測される場合は，事前に内服するとよい．

▶効　果
- 中枢性に作用して解熱・鎮痛効果を発揮する．末梢性の抗炎症作用はない．がん疼痛では，投与量が500〜1,000mg/回必要[1]であることから，用量不足がないか疼痛アセスメントを経時的に行う．

▶ 副作用

● 高用量で長期投与する場合は，肝機能障害が出現することがある.

▶ 観察モニタリングのポイント

● 定期的な血液検査が実施されているか確認する.

▶ その他

● 安全性と経済性に優れており使用しやすい. 用量依存的に効果を発揮するが，最大投与量 4,000 mg/日の上限を守る.

● PL 配合顆粒，SG 配合顆粒，トラムセット®などにも含まれているため，重複過量にならないよう注意する.

注 射 剤

主な商品名
....

アセリオ®静注液
1,000 mg

適 応

● 経口剤および坐剤の投与が困難な場合における疼痛および発熱.

用法・用量

アセリオ®静注液 1,000 mg	・通常，成人にはアセトアミノフェンとして1回300〜1,000 mg を15分かけて静脈内投与し，投与間隔は4〜6時間以上とする ・1日総量として4,000 mg を限度とする

体内動態

● 最高血中濃度到達時間：投与終了直後
● 血中濃度半減期（単回投与）：2.59±0.20 時間（健康成人男性）
● 効果発現時間：投与直後
● 効果持続時間：特になし

看護の視点から注意すること

▶投与（与薬）に際して
● 内服同様に，あらかじめ発熱が予測される場合，事前投与を行うとよい.

▶効 果
● 15 分以内の投与では効果が減弱するため，投与速度を守る.投与速度が速いため，患者が驚くことがある.投与前に心理的負担を与えないよう十分に説明を行う.

▶副作用
● 内服同様に安全性の高い薬剤であるが，高用量で長期投与する場合は，肝機能障害が出現することがある[1].

▶観察モニタリングのポイント

● 定期的な血液検査が実施されているか確認する.

▶その他

● 2〜3回/日定期投与すると，疼痛コントロールが良好となり QOL の向上につながる場合がある.　単回使用後に，必ず効果持続時間など疼痛状況のアセスメントを十分に行うことが大切である.

（文　献）

1）恒藤　暁ほか：警告. 緩和ケアエッセンシャルドラッグ. 第4版. 医学書院. p.107, 2019

鎮痛薬（非オピオイド）
ジクロフェナク

ジクロフェナクの特徴

- 剤形が豊富で，さまざまな痛みや解熱に使用されている．
- 基礎研究では，NSAIDs のなかで最も作用が強力である．
- 基礎研究では COX-2 の選択性が高い．
- 副作用の胃潰瘍，腎機能障害，血圧上昇などに注意が必要である．
- 坐剤ではまれに血圧低下がみられる．
- テープ剤には局所作用型と全身作用型がある．
- 全身作用型のテープ剤（ジクトル®テープ）は安定した血中濃度で，内服や坐剤より副作用が少なく，がん患者の痛みや発熱に有効である．

相互作用

- 本剤は主として薬物代謝酵素 CYP2C9 で代謝される．
- 本剤の用量依存的な腎血流量低下に伴う，腎排泄型薬剤の血中濃度上昇に注意が必要である．
- 相互作用禁忌：トリアムテレン（トリテレン®）

カプセル

主な商品名

ボルタレン® SR カプセル
37.5mg
（速溶性顆粒と徐放性顆粒を 3：7 の割合で混合）

適　応

- 下記の疾患ならびに症状の鎮痛・消炎.
  - 関節リウマチ，変形性関節症，変形性脊椎症，腰痛症，腱鞘炎，頸肩腕症候群，神経痛，後陣痛，骨盤内炎症，月経困難症，膀胱炎，前眼部炎症，歯痛
  - 手術ならびに抜歯後の鎮痛・消炎
- 下記疾患の解熱・鎮痛.
  - 急性上気道炎（急性気管支炎を伴う急性上気道炎を含む）

用法・用量

ボルタレン® SR カプセル 37.5mg	通常，成人にはジクロフェナクナトリウムとして 1 回 37.5mg を 1 日 2 回食後に経口投与する

体内動態

- 最高血中濃度到達時間：速溶性顆粒 1 時間，徐放性顆粒 7 時間
- 血中濃度半減期：速溶性顆粒 0.387 時間，徐放性顆粒 1.51 時間
- 効果発現時間：30 分
- 効果持続時間：12 時間以内

看護の視点から注意すること

▶服用（与薬）に際して

- サイズは小さく比較的飲みやすいが，口渇が強い患者や嚥下困難がある患者は，服薬補助ゼリーを併用するとよい．中身の顆粒を分けないで一度に内服するのであれば，脱カプセルしての内服や簡易懸濁法も可能であるため，胃管チューブや胃瘻からの注入もできる．

▶効　果

- 速放製剤と徐放製剤の混合剤であり，速やかな鎮痛効果の発揮と長時間の作用が期待できるため，眠前に内服することで夜間の痛みや発熱を緩和でき，QOL の向上が期待できる．

▶副作用

- 腎機能障害のある患者には基本的に使用禁忌であるが，炎症性の痛みが強い時期などにおいて，服用が患者の QOL 向上につながることが考えられる場合は投与量と投与期間を限定して使用する．下肢浮腫や胃部不快感，下血にも注意が必要である．

▶観察モニタリングのポイント

- 他の NSAIDs 含有の内服薬や貼付剤との併用で相対量が増えるため，基本的に行わない．

　下肢浮腫
  - 本剤使用中は，特に足関節周辺の浮腫の有無について毎日観察を行い，漫然投与とならないよう注意する．
  - 「靴下の圧痕が残る」「靴に足が入らない」などの症状の有無を確認する．

　胃部不快感
  - 胃腸障害の代表的な自覚症状であるため，食欲不振や心窩部痛と併せて観察する．
  - 在宅療養中の場合，一般的に初期症状が軽微な場合は気づきにくい．そのため，「心窩部付近のムカつき」「食欲不振」などの症状がある場合は速やかに報告するよう患者・家族に指導する．

　下　血
  - 便の色を観察する．造血剤使用中は判断できない場合がある．

▶その他

- 作用持続時間が長いため，連続使用中に炎症状態が改善して痛みが自然に改善，もしくは消失している可能性があることを念頭に置き，服用開始後は定期的に疼痛アセスメントを行い漫然投与を避ける．

坐　剤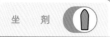

主な商品名

ボルタレン® サポ
12.5mg，25mg，50mg

適　応

- 下記の疾患ならびに症状の鎮痛・消炎．
  - 関節リウマチ，変形性関節症，変形性脊椎症，腰痛症，腱鞘炎，頸肩腕症候群，神経痛，後陣痛，骨盤内炎症，月経困難症，膀胱炎，前眼部炎症症，歯痛
  - 手術ならびに抜歯後の鎮痛・消炎
- 下記疾患の解熱・鎮痛．
  - 急性上気道炎（急性気管支炎を伴う急性上気道炎を含む）

用法・用量

ボルタレン®サポ 12.5mg，25mg，50mg	・通常，成人にはジクロフェナクナトリウムとして1回25〜50mgを1日1〜2回，直腸内に挿入するが，年齢，症状に応じ低用量投与が望ましい ・低体温によるショックを起こすことがあるので，高齢者に投与する場合には少量から投与を開始すること

体内動態

- 最高血中濃度到達時間：0.81±0.28時間（朝食1時間後）
- 血中濃度半減期：1.3時間
- 効果発現時間：30分以内
- 効果持続時間：特になし

看護の視点から注意すること

▶投与（与薬）に際して

- 出血や直腸閉塞，痔核がある場合など，直腸周囲の粘膜障害がある場合は，使用することで苦痛が生じるため避ける．排便処置前後は，直腸内に坐剤がとどまらず，有効な効果が発揮できない場合があるため使用を避ける．また，抗がん剤投与中で粘膜障害が生じている場合は使用しない．腎機能障害がある場合は禁忌である．

▶効　果

- NSAIDs は，オピオイドと比べて鎮痛効果は弱いが，中枢においてプロスタグランジン合成の阻害による鎮痛作用と解熱作用がある．がんの浸潤や転移における炎症性の痛みに有用である．

▶副作用

- がん患者ではステロイド薬を使用していることが多い．NSAIDs はステロイド薬との併用で，使用頻度によっては消化性潰瘍のリスクが高くなることを念頭に置き，胃痛や消化管出血の有無を観察する．下肢浮腫についても注意する．

▶観察モニタリングのポイント

- 他の NSAIDs の内服薬や貼付剤との併用で相対量が増えるため，基本的に行わない．
  下肢浮腫
  - 本剤使用中は，特に足関節周辺の浮腫の有無について毎日観察を行い，漫然投与とならないよう注意する．
  - 「靴下の圧痕が残る」「靴に足が入らない」などの症状の有無を確認する．
  胃部不快感
  - 胃腸障害の代表的な自覚症状であるため，食欲不振や心窩部痛と併せて観察する．
  - 在宅療養中の場合，一般的に初期症状が軽微な場合は気づきにくい．そのため，「心窩部付近のムカつき」「食欲不振」などの症状がある場合は速やかに報告するよう患者・家族に指導する．
  下　血
  - 便の色を観察する．造血剤使用中は判断できない場合がある．

▶その他

- 坐剤使用時に体位保持による痛みを誘発する場合は，坐剤の使用による弊害が大きいため避ける．看護師が介助することが多いため，羞恥心への配慮を行う．

貼付剤

主な商品名

ジクトル®テープ
75mg

適　応

- 下記の疾患ならびに症状の鎮痛・消炎.
  - 関節リウマチ，変形性関節症，変形性脊椎症，腰痛症，腱鞘炎，頸肩腕症候群，神経痛，後陣痛，骨盤内炎症，月経困難症，膀胱炎，前眼部炎症，歯痛
  - 手術ならびに抜歯後の鎮痛・消炎
- 下記疾患の解熱・鎮痛.
  - 急性上気道炎（急性気管支炎を伴う急性上気道炎を含む）

用法・用量

ジクトル®テープ 75mg	通常，成人には1日1回，2枚（ジクロフェナクナトリウムとして150mg）を約24時間ごとに貼り替える

体内動態

- 最高血中濃度到達時間（単回投与）：13.0（8～20）時間（1日目）
- 血中濃度半減期：2.86±1.44時間（14日間投与後）
- 効果発現時間：12時間以内
- 効果持続時間：72時間以内

看護の視点から注意すること

▶貼付（与薬）に際して

- テープに伸縮性があり密着性があるが，発汗は剝がれの原因になる．発熱時の使用は解熱効果による発汗が生じるため，貼付部位の観察を頻繁に行う必要がある．また，入浴直後も発汗が生じることがあるので発汗が落ち着いてから貼り替える．
- 剝がれたときは速やかに貼り替え，次の貼付予定時間に新たに貼り替える．
- 皮膚のかぶれが現れた場合は中止するが，かゆみや軽度の発赤の場合は，抗ヒスタミン薬（ビラスチンやロラタジン）の内服で貼付を継続することができる．

保湿と清潔

- 皮膚の清潔に注意し，貼付前には皮膚を乾いたタオルやティッシュペーパーで清拭し，汗や汚れを除去した上で貼付する．翌日の貼付予定部位を，入浴後や就寝前にヘパリン類似物質のクリームなどで保湿することが望ましい．このケアは，当日でなく前日に行うことで，使用したクリームが残存しないため剥がれの原因とならない．また，ヘパリン類似物質の軟膏やワセリンなどは，残存し剥がれの原因になるため使用を避ける．

貼付方法

- テープが柔らかいためたわみやすい．中央のライナーを剥がしたら，左右に軽く引っ張りながら皮膚に密着させて貼付する．

貼付部位

①前胸部

- 肋骨の凹凸が目立つ場合は，剥がれを考慮して避ける．できるだけテープが安定する皮膚面積が確保できる部位を選択し，発赤や皮疹がない部位を選択する．皮膚刺激を避けるため，毎回貼付部位を変更する．放射線照射部位には貼付しない．

②腹　部

- 腹部膨満があると皮膚にしわが寄りにくく，安定的に貼付できる場合がある．ただし，腹部緊満で皮膚が薄く脆弱な場合は避ける．

③上腕部，大腿部

- 患者の体動が少ない場合は，貼付面積が確保しやすく，排泄介助の際などにも貼付状況を確認しやすい．発汗の多い患者に選択される．

▶ 効　果

- 解熱・鎮痛作用が24時間持続するため，腫瘍熱を呈している患者の苦痛緩和につながる（解熱は保険適用外）．

▶ 副作用

- 皮膚のかぶれやかゆみ．また終末期がん患者で播種性血管内凝固症候群（DIC）がある場合，貼り替えの刺激で皮下出血を助長することがある．その場合はリムーバーを用いて剥がすか，適応を見極める．

▶ 観察モニタリングのポイント

- 他のNSAIDsの内服薬や貼付剤との併用で相対量が増えるため，基本的に行わない．

下肢浮腫

- 本剤使用中は，特に足関節周辺の浮腫の有無について毎日観察を行い，漫然投与とならないよう注意する．

- ●「靴下の圧痕が残る」「靴に足が入らない」などの症状の有無を確認する.

胃部不快感

- ●胃腸障害の代表的な自覚症状であるため, 食欲不振や心窩部痛と併せて観察する.
- ●在宅療養中の場合, 一般的に初期症状が軽微な場合は気づきにくい. そのため, 「心窩部付近のムカつき」「食欲不振」などの症状がある場合は速やかに報告するよう患者・家族に指導する.

貼付部位の瘙痒感・発疹

- ●貼付剤を剥がした後の皮膚の観察を怠らない.

▶ その他

- ●75mg/枚の生物学的利用率は低く, 2〜3枚/回の貼付が必要である.
- ●また, 製剤のサイズが大きいため, 内服カレンダーには収まらない. 製剤を折り曲げて収納すると, 粘着に問題が生じるため注意する.

鎮痛薬（非オピオイド）
03 フルルビプロフェン

フルルビプロフェンの特徴

- 日本で使用可能な唯一の NSAIDs の注射剤である.
- 静注以外に，点滴静注，持続静注として使用されている.
- 腎血流量低下作用により，腎排泄型の薬剤の血中濃度が上昇する可能性がある.
- 貼付剤は血中への移行が良い.
- 副作用の胃潰瘍，腎機能障害，血圧上昇などに注意が必要である.

相互作用

- 本剤は主として薬物代謝酵素 CYP2C9 で代謝される.
- 本剤の用量依存的な腎血流量低下に伴う，腎排泄型薬剤の血中濃度の上昇に注意が必要である.

注 射 剤

主な商品名
....

ロピオン® 静注
50mg

適　応

- 下記疾患ならびに状態における鎮痛.
  - 術後，各種がん

用法・用量

ロピオン®静注 50mg	通常，成人にはフルルビプロフェンアキセチルとして1回50mgをできるだけゆっくり静脈内注射する

体内動態

- 最高血中濃度到達時間：投与直後
- 血中濃度半減期：5.8 時間
- 効果発現時間：15 分以内
- 効果持続時間：特になし

看護の視点から注意すること

▶投与（与薬）に際して
- 皮下投与はできないため，確実なルート確保が必要である.

▶効　果
- 注射剤では，内服と違い胃に対する直接刺激作用はないが，胃血流量の減少に伴う消化性潰瘍の悪化が認められることがある[1]ため，たとえば化学療法中の有害事象で口内粘膜炎や肛門周囲膿瘍を発症している場合には使用を避ける.

▶副作用
- ナトリウム・水分貯留作用[1]により，利尿薬の効果が減弱することで浮腫が増悪することがあるため，観察を十分に行う.

▶観察モニタリングのポイント

<u>浮　腫</u>

- 体重の推移を観察する.
- 頻脈や呼吸困難などの心不全症状の観察を行う.
- 在宅療養中の場合,「排尿回数の減少」「起坐呼吸」「易疲労性」などの症状があれば速やかに報告するよう患者・家族に指導する.

▶その他

- 薬液が乳白色であるため, 投与時に患者の印象に残りやすく, 効果を実感できた場合は反復して投与を希望することがある.
- 副作用と予後の観点から炎症症状が安定するまでの期間に限定して使用する.

文　献

1) 恒藤　暁ほか：禁忌. 緩和ケアエッセンシャルドラッグ. 第4版. 医学書院. p.237. 2019

鎮痛薬（非オピオイド）
04 エトドラク

エトドラクの特徴

- NSAIDs のなかでは比較的副作用が少ない.
- 鎮痛効果が弱いとされる. 日本では 1 回 200 mg, 1 日 2 回投与であるが, 海外では 1 回 400〜600 mg を 1 日 2 回投与されている.
- 解熱効果は 1 回 200 mg でも期待できる.
- COX-2 の選択性が高い.

相互作用

- 本剤は主として薬物代謝酵素 CYP2C9 で代謝される.
- 本剤の用量依存的な腎血流量低下に伴う, 腎排泄型薬剤の血中濃度の上昇に注意が必要である.

錠　剤

主な商品名

ハイペン® 錠
100mg, 200mg

適　応

- 下記疾患ならびに症状の消炎・鎮痛.
  - 関節リウマチ, 変形性関節症, 腰痛症, 肩関節周囲炎, 頸腕症候群, 腱鞘炎
- 手術後ならびに外傷後の消炎・鎮痛.

用法・用量

ハイペン®錠 100mg, 200mg	通常, 成人にはエトドラクとして1日量400mgを朝・夕食後の2回に分けて経口投与する

体内動態

- 最高血中濃度到達時間（単回投与）：1.4±0.2 時間
- 血中濃度半減期（単回投与）：6.03 時間
- 効果発現時間：30 分以内
- 効果持続時間：特になし

看護の視点から注意すること

▶服用（与薬）に際して
- 効果持続時間が比較的長いので, パフォーマンスステータス（PS）が低く体動時痛がある場合において, 内服時の体位の制約を最小限にでき QOL の向上につながる.
- 苦みがあるため, 味覚の変化や食欲低下が著明な時期は, 服薬補助ゼリーを併用するなどの工夫を行う.

▶効　果
- フルルビプロフェンやジクロフェナクに比較して鎮痛効果が得られにくい場合があるため, 頓用使用することは少なく, 通常1日2回の定期投与を行う. 解熱効果も期待できる.

▶副作用

● 消化性潰瘍が生じにくいとされるが，がん患者においてはステロイド薬との併用で，使用頻度によっては消化性潰瘍のリスクが高くなることを念頭に置き，胃痛や消化管出血の有無を観察する．

▶観察モニタリングのポイント

胃部不快感

● 胃腸障害の代表的な自覚症状であるため，食欲不振や心窩部痛と併せて観察する．

● 在宅療養中の場合，一般的に初期症状が軽微な場合は気づきにくい．そのため，「心窩部付近のムカつき」「食欲不振」などの症状がある場合は速やかに報告するよう患者・家族に指導する．

下　血

● 便の色を観察する．造血剤使用中は判断できない場合がある．

▶その他

● 化学療法による有害事象で骨髄抑制が生じている患者や，がん終末期における DIC を呈している患者において，出血傾向を助長しないため使用しやすい．

鎮痛補助薬
① デュロキセチン

デュロキセチンの特徴

- 選択的アドレナリン再取り込み阻害薬（SNRI）に分類される抗うつ薬である.
- 眠気が少ないことから，添付文書上朝に服用することになっている.
- 眠気が強い場合は夜に服用してもよい.
- 意欲低下の副作用が現れることがある.
- 術後の不眠を伴う痛みに効果が期待できる.

相互作用

- 本剤の代謝には主として薬物代謝酵素 CYP1A2 が関与し，CYP2D6 も一部寄与している．また，本剤は CYP2D6 を競合的に阻害する．
- 相互作用禁忌：モノアミン酸化酵素（MAO）阻害薬，セレギリン（エフピー®），ラサギリン（アジレクト®），サフィナミドメシル（エクフィナ®）.

カプセル

主な商品名
....

サインバルタ® カプセル

20mg，30mg

適　応

- うつ病・うつ状態．
- 下記疾患に伴う疼痛．
  - 糖尿病性神経障害，線維筋痛症，慢性腰痛症，変形性関節症

用法・用量

サインバルタ®カプセル 20mg，30mg	通常，成人にはデュロキセチンとして1日1回朝食後，60mgを経口投与する．投与は1日20mgより開始し，1週間以上の間隔をあけて1日用量として20mgずつ増量する

体内動態

- 最高血中濃度到達時間（単回投与）：7.5±1.4時間（20mg，健康成人，食後）
- 血中濃度半減期（単回投与）：15.34±5.87時間（20mg，健康成人，食後）
- 効果発現時間：翌朝（術後痛の場合）
- 効果持続時間：2週間（抑うつの場合）

看護の視点から注意すること

▶服用（与薬）に際して
- 鎮痛目的ではサインバルタ® 20mg 1回，1カプセル1日1回朝から開始し，1週間ごとに40mg，60mgと増量する．
- カプセルサイズは小さく内服しやすい．後発品には錠剤やODもある．

▶効　果
- 鎮痛効果は緩やかに発現する．
- 増量は1週間ごとなので，内服開始直後は効果発現を実感できない場合があるが，自己中断せずに内服を継続するよう指導する．

▶副作用

● 悪心，眠気，口内乾燥症，頭痛，便秘，めまいを生じることがある．三環系抗うつ薬と比較して眠気と抗コリン作用が少ないため，日中も使用しやすい．

　眠　気

　● 眠気が強い場合，寝る前に服用するよう処方医に推奨する．

▶その他

● タペンタ®内服中の患者の場合は，作用が重複するため併用の意義が少ない．

● 薬の説明書に抗うつ薬と記載されていることがあるため，投与目的を説明する．

鎮痛補助薬

02 プレガバリン

プレガバリンの特徴

- Ca イオンチャネルに作用して鎮痛効果を発揮するガバペンチノイドである.
- 投与初期の傾眠，めまい，ふらつきに注意が必要.
- 中止する場合は数日かけて徐々に中止する.
- 相互作用が少ない.
- しびれに使用されるが，保険適用はない.
- 心不全など重大な副作用があり，浮腫には注意が必要.
- 腎機能に応じて投与量が決められている（表 1）.

相互作用

- 本剤は，代謝されずに尿中に排泄されるため，代謝が関係する相互作用はない.
- 傾眠などの相加的な相互作用に注意が必要.

腎機能に応じた投与量 (表1)

表1 腎機能に応じた神経障害性疼痛に対するプレガバリンの投与量

クレアチニンクリアランス（mL/分）	≧60	≧30〜<60	≧15〜<30	<15	血液透析後の補充用量[注]
1日投与量	150〜600mg	75〜300mg	25〜150mg	25〜75mg	
初期用量	1回75mg 1日2回	1回25mg 1日3回 または 1回75mg 1日1回	1回25mg 1日1回 もしくは2回 または 1回50mg 1日1回	1回25mg 1日1回	25または 50mg
維持量	1回150mg 1日2回	1回50mg 1日3回 または 1回75mg 1日2回	1回75mg 1日1回	1回25または 50mg 1日1回	50または 75mg
最高投与量	1回300mg 1日2回	1回100mg 1日3回 または 1回150mg 1日2回	1回75mg 1日2回 または 1回150mg 1日1回	1回75mg 1日1回	100または 150mg

注）2日に1回，本剤投与6時間後から4時間血液透析を実施した場合のシミュレーション結果に基づく．
（ヴィアトリス製薬：リリカカプセル，リリカOD錠添付文書，第4版，2023より引用）

| カプセル | 錠　剤 |

主な商品名

リリカ® カプセル
25mg, 75mg, 150mg

リリカ® OD錠
25mg, 75mg, 150mg

適　応

- 神経障害性疼痛.
- 線維筋痛症に伴う疼痛.

用法・用量

| リリカ®カプセル
　25mg, 75mg, 150mg

リリカ® OD錠
　25mg, 75mg, 150mg | ・通常, 成人には初期用量としてプレガバリン1日150mgを1日2回に分けて経口投与し, その後1週間以上かけて1日用量として300mgまで漸増する
・1日最高用量は600mgを超えないこと |

体内動態

- 最高血中濃度到達時間（単回投与）：約1時間（健康成人絶食時）
- 血中濃度半減期（単回投与）：約6時間（健康成人絶食時）
- 効果発現時間：24時間以内
- 効果持続時間：数日〜1週間

看護の視点から注意すること

▶服用（与薬）に際して

- 鎮痛目的ではリリカ® OD錠25mg1回1錠, 1日2回から開始し, 眠気と鎮痛効果をみながら50mg1日2回, 75mg1日2回, 150mg1日2回, 最大600mg/日まで増量可能.
- 開始時に眠気やめまいが強く現れることがあるため, 眠前から開始して徐々に増量することが望ましい. 車の運転は控えるように説明する.

▶効　果

● 神経障害性疼痛に使用される.

● 鎮痛効果は緩やかに発現するため，患者への説明が必要である．特に少量から開始した場合は，効果が実感できないことがある.

▶副作用

● 眠気，浮腫，浮動性めまいなど．特に，眠気，ふらつきが問題になることが多い.

　眠　気

　　● 鎮痛効果が得られている場合，日中の眠気が許容できるか患者に確認を行う.

　浮　腫

　　● 体重の変化に注意する.

　　●「スリッパに足が入らない」などの症状が現れた場合，患者・家族に速やかに報告するよう指導する.

　浮動性めまい

　　● 症状の有無を観察し，内服開始時は特に転倒に注意する.

　　● 在宅療養中の場合，特に夜から内服を開始したときは夜間のトイレには注意するよう患者に説明し，必要に応じて家族に見守りを依頼する.

▶その他

● 原因となる疾患に対する治療薬ではないため，漫然投与を避ける必要がある.

● 神経障害性疼痛を緩和するための温罨法や，気分転換などのケアを並行して行うことが重要である.

● 相互作用が少ないため，化学療法中でも使用しやすい.

鎮痛補助薬
ミロガバリン

ミロガバリンの特徴

- Ca イオンチャネルに作用して鎮痛効果を発揮するガバペンチノイドである．
- 眠気，ふらつきの副作用は他のガバペンチノイドより軽度である．
- 腎機能に応じて投与量が決められている（表2）．
- 他のガバペンチノイドからの切り替えの場合も，腎機能に応じて初期投与量から開始する．
- 肝臓などで代謝され，腎からの糸球体濾過および尿細管分泌により排泄される．

相互作用

- ミロガバリンの分泌に関わる主なトランスポーターは，有機アニオントランスポーター（OAT）1，OAT3，H$^+$/有機カチオンアンチポーター（MATE）1 および MATE2-K である．
- これに関する併用注意はプロベネシドとシメチジンのみである．

腎機能に応じた投与量 (表2)

表2 腎機能に応じた神経障害性疼痛に対するミロガバリンの投与量

		腎機能障害の程度(CLcr:mL/分)		
		軽度 (90>CLcr≧60)	中等度 (60>CLcr≧30)	重度 (血液透析患者を含む) (30>CLcr)
1日投与量		10~30mg	5~15mg	2.5~7.5mg
初期用量		1回5mg 1日2回	1回2.5mg 1日2回	1回2.5mg 1日1回
有効用量	最低用量	1回10mg 1日2回	1回5mg 1日2回	1回5mg 1日1回
	推奨用量	1回15mg 1日2回	1回7.5mg 1日2回	1回7.5mg 1日1回

(第一三共:タリージェ錠,タリージェOD錠添付文書,第5版,2023年5月改訂より引用)

錠　剤　⊗

主な商品名
··

タリージェ®錠
2.5mg, 5mg, 10mg, 15mg

適　応

● 末梢性神経障害性疼痛.

用法・用量

タリージェ®錠 2.5mg, 5mg, 10mg, 15mg	通常，成人にはミロガバリンとして初期用量1回5mgを1日2回経口投与し，その後1回用量として5mgずつ1週間以上の間隔をあけて漸増し，1回15mgを1日2回経口投与する

体内動態

● 最高血中濃度到達時間（単回投与）：0.5〜2.0時間（5mg 健康成人空腹時）
● 血中濃度半減期（単回投与）：2.96±0.17時間（5mg 健康成人空腹時）
● 効果発現時間：数日後
● 効果持続時間：1週間

看護の視点から注意すること

▶ 服用（与薬）に際して
● タリージェ®錠5mg 1回1錠，1日2回から開始し，1週間ごとに10mg 1日2回，15mg 1日2回，15mg 1日2回へ増量する.
● プレガバリンに比べて副作用は少ないとされるが，眠気やめまいが生じる場合があり，車の運転は避けるよう患者に指導する.

▶ 効　果
● がん薬物療法のしびれ・痛みに効果が期待できる.
● プレガバリンより高用量で開始できるため，鎮痛効果の実感は得やすい.

▶ 副作用
● 浮腫，めまい，眠気，意識消失（0.1%未満）など．眠気やふらつきが少ないため，

高齢者や転倒リスクの高い患者にも使用しやすい.

<u>浮　腫</u>
- 体重の推移を観察する.
- 在宅療養中の場合,「スリッパに足が入らない」などの症状が現れたら,速やかに報告するよう患者・家族に指導する.

<u>めまい,意識消失</u>
- 症状の有無を観察し,内服開始時は特に転倒に注意する.
- 転倒し,骨折などを起こす恐れがあるため注意する.
- 在宅療養中の場合,特に夜から内服を開始したときは夜間のトイレには注意するよう患者に説明し,家族に見守りを依頼する.

<u>眠　気</u>
- 症状の日常生活への支障度を観察する.

▶その他
- 原因となる疾患に対する治療薬ではないため,漫然投与を避ける必要がある.

鎮痛補助薬
④ ラコサミド

■ ラコサミドの特徴

- Na イオンチャネル阻害作用をもつ抗けいれん薬である.
- 保険適用はてんかんである.
- 同じ作用機序をもつ鎮痛補助薬として，リドカイン，カルバマゼピン，バルプロ酸がある.
- カルバマゼピンのような相互作用や皮膚障害が少ない.
- リドカインより作用時間が長い.
- 錠剤，散剤，注射剤と剤形が豊富である.
- 比較的即効性がある.

■ 相互作用

- 本剤の代謝には主として薬物代謝酵素 CYP1A2 が関与し，CYP2D6 も一部寄与している. また，本剤は CYP2D6 を競合的に阻害する.
- 相互作用禁忌：モノアミン酸化酵素（MAO）阻害剤，セレギリン（エフピー®），ラサギリンメシル（アジレクト®），サフィナミドメシル（エクフィナ®）.

錠　剤	〇〇

主な商品名

ビムパット® 錠
50mg，100mg

適　応

● てんかん患者の部分発作（二次性全般化発作を含む）．
● 他の抗てんかん薬で十分な効果が認められないてんかん患者の強直間代発作に対する抗てんかん薬との併用療法．

用法・用量

ビムパット®錠 50mg，100mg	通常，成人にはラコサミドとして1日100mgより投与を開始し，その後1週間以上の間隔をあけて増量し，維持用量を1日200mgとするが，いずれも1日2回に分けて経口投与する．なお，症状により1日400mgを超えない範囲で適宜増減

体内動態

● 最高血中濃度到達時間（単回投与）：0.5〜4.0時間（100mg 健康成人空腹時）
● 血中濃度半減期（単回投与）：14.0時間（100mg 健康成人空腹時）
● 効果発現時間：翌朝（疼痛の場合）
● 効果持続時間：数日（疼痛の場合）

看護の視点から注意すること

▶服用（与薬）に際して
● 鎮痛目的の場合，ビムパット®錠100mg 1回1錠，1日1回眠前から開始し，眠気がなければ1回100mg，1日2回に増量する．
● 高用量で徐脈や浮動性めまいが生じることがあるため，与薬を忘れた場合は気づいたときにすぐに与薬する．次の内服時間が6時間以内の場合は，1回分は抜かし2回分は内服しない．

▶効　果
● 鎮痛効果は数時間〜半日で得られる．

▶副作用
● めまい，眠気など．抗不整脈を内服している患者では，特に不整脈が出現することがあるため脈拍の観察を行う．

　めまい
　● 症状の有無を観察し，内服開始時は特に転倒に注意する．
　● 転倒し骨折などを起こす恐れがあるため注意する．
　● 在宅療養中の場合，特に夜から内服を開始したときは夜間のトイレには注意するよう患者に説明し，家族に見守りを依頼する．

　眠　気
　● 症状の日常生活への支障度を観察する．

▶その他
● 鎮痛補助薬として使用する場合，患者が抗てんかん薬との表記に不安を覚えることがあるため使用前に説明し，心理的負担感への配慮を行う．

注 射 剤

主な商品名
....

ビムパット®点滴静注
100mg, 200mg

適 応

● ラコサミド経口製剤の代替療法.

用法・用量

ビムパット®点滴静注 100mg, 200mg	通常，成人にはラコサミドとして 1 日 100mg より投与を開始し，その後 1 週間以上の間隔をあけて増量し，維持用量を1 日 200mg とするが，いずれも 1 日 2 回に分け，1 回量を30〜60 分かけて点滴静脈内投与する

体内動態

● 最高血中濃度到達時間：投与直後
● 血中濃度半減期：約 1 時間
● 効果発現時間：投与直後
● 効果持続時間：数日（疼痛の場合）

看護の視点から注意すること

▶服用（与薬）に際して
● 鎮痛目的の場合，ビムパット®点滴静注 1 回 100mg を 1 日最大 2 回まで投与可.
● 1 回量を 30〜60 分かけて点滴静注する．経口剤から注射剤に変更する場合，またその反対の場合でも，過量を防ぐため，投与量は同じ 1 回量から投与する.

▶効 果
● 緩和領域では，リドカインやカルバマゼピンの代替薬として髄膜播種や腹膜播種，および神経浸潤による神経障害性疼痛に対し効果が期待される.

▶副作用
● 急速投与すると不整脈や房室ブロックをきたすリスクが高くなるため，輸液速度の変

動に注意し，投与時間 30〜60 分を厳守する.

不整脈

- 在宅療養中の場合，労作に関係なく「動悸」などの症状が現れたら速やかに報告するよう患者・家族に指導する.

▶ その他

- 投与前後のバイタルサイン，副作用症状，痛みの変化を観察し，適切な投与に努める.

Tips

鎮痛補助薬

　がん患者の痛みは 1 種類とは限らない. 複数の部位や表現に対して，薬剤も数種類必要になることがある.

　鎮痛補助薬とは主たる保険適用が鎮痛薬ではない薬剤の総称であった. しかし，最近は痛みに対する効能効果をもつものもある.

● **期待される効果と薬剤選択**

　鎮痛補助薬は主に神経障害性疼痛に対して使用されることが多い. がんの痛みに対しては，アセトアミノフェンや NSAIDs が第一選択となるが，これらの効果が不十分であれば強オピオイドを選択する. 強オピオイドを十分量投与しても効果のない痛みに対して，鎮痛補助薬を選択する.

　作用機序による分類を表に記載するが，どのような痛みに，どの分類が効果的であるという質の高いエビデンスはない. よって，ある薬剤を適切な投与量で使用しても効果がみられない場合は，別の作用機序の薬剤への変更を検討する. 一方，別の種類の痛みがある場合は薬剤の併用を検討する.

表　**鎮痛補助薬の分類**

大分類名	中分類名	一般名
抗うつ薬	三環系抗うつ薬	アミトリプチリン
	SNRI（セロトニン・ノルアドレナリン再取込み阻害薬）	デュロキセチン
抗てんかん薬	ナトリウムイオンチャネル阻害薬	ラコサミド，バルプロ酸
	GABA 受容体拮抗薬	クロナゼパム，バルプロ酸
	カルシウムイオンチャネル阻害薬	ミロガバリン，プレガバリン，ガバペンチン
抗不整脈薬	ナトリウムイオンチャネル阻害薬	リドカイン
静脈麻酔薬	NMDA 受容体拮抗薬	ケタミン，（メサドン*）

* メサドンは強オピオイドであるが，作用機序，期待される鎮痛効果からこの作用機序に分類される場合がある.

鎮痛補助薬
 05 # リドカイン

リドカインの特徴

- Na イオンチャネルに作用して鎮痛効果を発揮する.
- 保険適用は抗不整脈, 局所麻酔.
- がん疼痛に対して使用する場合は, 持続皮下注は投与量の増量が困難なため持続静注が第一選択.
- 催不整脈作用はほとんどない.
- 少量（240mg/日）から開始することで副作用のリスクを回避する.

相互作用

- 本剤は, 主として薬物代謝酵素 CYP1A2 および CYP3A4 で代謝される.

注　射　剤

主な商品名

キシロカイン® 注射液
2%（100mg/5mL）

適　応

● 期外収縮（心室性，上室性），発作性頻拍（心室性，上室性），急性心筋梗塞時および手術に伴う心室性不整脈の予防.

用法・用量

キシロカイン® 注射液 2%（100mg/5mL）	がん疼痛に対しては，通常240mg/日持続静注・持続皮下注から開始し，最大960mgまで数日かけて増量

体内動態

● 最高血中濃度到達時間（単回投与）：投与直後
● 血中濃度半減期（単回投与）：2時間
● 効果発現時間：数時間後（持続静注の鎮痛効果）
● 効果持続時間：1日以内

看護の視点から注意すること

▶投与（与薬）に際して

● 鎮痛目的の場合，キシロカイン® 注射液2%，200mg/24時間持続静注・持続皮下注から開始し，12時間ごとに300mg，500mg，700mgと増量する.
● 効果持続時間が短いため持続投与が必要である.
● 経皮的投与（持続皮下注）の場合は，留置針刺入部の皮膚を観察する.
● 経静脈的投与（持続静注）の場合は，ルート挿入部からの液漏れに注意する.

▶効　果

● 鎮痛効果は数時間でみられるが，必要量には個人差があるため増量して鎮痛効果が得られる場合もある.
● 神経根への腫瘍浸潤などによる電撃痛など，神経障害性疼痛に対して効果が期待できる.

▶副作用

● 急速投与でショックを起こすことがあるため，輸液速度を守る．

● 皮下投与の場合，皮膚の発赤や硬結の有無について十分に観察を行い，皮膚壊死などの皮膚障害を防止する．

ショック

　● 輸液開始後 15 分間は患者のそばを離れず，バイタルサインや冷汗・意識消失の有無を観察する．

皮膚障害

　● 持続皮下注での投与中は，患者が刺入部の痛みを訴えていなくても，発赤や硬結の有無を観察する．

　● 皮膚障害が現れた場合は，可能であれば経静脈的投与への変更を考慮するか適応を評価する．

▶その他

● 局所麻酔薬かつ抗不整脈薬であることを念頭に置き，内服の鎮痛補助薬を使用して効果が得られない場合に使用する．

鎮痛補助薬
 06 バルプロ酸

バルプロ酸の特徴

- Na イオンチャネルや Ca イオンチャネル，GABA に作用して効果を発揮する．
- てんかん以外にも躁病や片頭痛に保険適用がある．
- さまざまな痛みに対応できる．
- 気分安定化作用もある．
- 鎮痛薬として使用する場合は速放錠を選択する．

相互作用

- 本剤の代謝酵素の割合はチトクローム P-450（CYP）が 10%，グルクロン酸転移酵素（UGT）が 40%，β-酸化が 30〜35%程度である．
- 鎮痛目的の場合は相互作用禁忌になるものはない．
- てんかんに使用した場合の相互作用禁忌は，カルバペネム系抗菌薬である．

錠　剤

主な商品名

デパケン® 錠
100 mg, 200 mg

デパケン® R 錠
100 mg, 200 mg

適　応

- 各種てんかん（小発作・焦点発作・精神運動発作ならびに混合発作）およびてんかんに伴う性格行動障害（不機嫌・易怒性など）の治療.
- 躁病および躁うつ病の躁状態の治療.
- 片頭痛発作の発症抑制.

用法・用量

デパケン®錠 100 mg, 200 mg	通常，成人には1日量バルプロ酸ナトリウムとして400〜1,200 mg を1日2〜3回に分けて経口投与する
デパケン® R 錠 100 mg, 200 mg	

体内動態

- 最高血中濃度到達時間（単回投与）：0.92±0.57（健康成人空腹時）
  3.46±0.66（健康成人食後）
- 血中濃度半減期（単回投与）：9.54±2.07 時間（健康成人空腹時）
  7.92±1.78 時間（健康成人食後）
- 効果発現時間：翌日
- 効果持続時間：3〜7 日以内

看護の視点から注意すること

▶服用（与薬）に際して

- 鎮痛目的で使用する場合は，主にデパケン®錠が選択される．デパケン® R 錠は作用発現が穏やかなため鎮痛効果を実感しにくい．患者に使用されている薬剤を十分に把

握し，疼痛状況や情動の変化について注意深く観察する.

▶効　果
- GABA 受容体に作用するため，過剰な神経興奮を抑制し，情動の安定や催眠作用も得られ，ベンゾジアゼピン系薬使用時と同じ効果が期待できる.

▶副作用
- 長期使用で重篤な肝機能障害や高アンモニア血症を伴う意識障害などを発症する可能性があるため，患者の日常生活の変化について注意深く観察する.
  高アンモニア血症
  - 定期的な採血でアンモニアの血中濃度が測定されているかを確認する.
  眠気・ふらつき
  - 症状の日常生活への支障度を観察する.
  - 眠気が強い場合，転倒しやすいため歩行状態に注意する.

▶その他
- 錠剤が内服困難になった場合は，シロップへの変更も考慮する.

第 Ⅲ 章

便秘を緩和する！

1 便秘に対する薬剤選択の考え方

アセスメント編

❖ 問診に入る前に，まず医師が考えること～予測を立てる～

　排便マネジメントを成功させる秘訣は，ずばり**「すべてのがん患者は便秘である」と**いう仮説を立てることです．その仮説を念頭に置いているからこそ，カルテをみる際に排便に関する記事や画像所見をもらさずチェックできるのです．

　こんな仮説を立てなければならない理由は，多くのがん患者が便秘であるにもかかわらず，過小評価されているからです．「便は出ていますか？」「便秘ではないですか？」と質問して患者が「大丈夫です」と答えたとしても，実は便秘だったということが実に多いのです．

　特に進行がん患者では，便秘になる原因が時間の経過とともに積み重なっていくので（図1）[1]，便秘を放置するといずれ大問題になります．オピオイドを服用している患者では，便秘を理由に自分でオピオイドを減量し，その結果，痛みのマネジメントが不良となり，QOL が低下することが多数報告されています．

　あらかじめカルテで便秘のサインを意識的にキャッチしておけば，たとえ患者が「便は出ています」と言ったとしても，便秘を疑ってアセスメントすることができます．そして，「この患者も便秘かもしれない」という仮説が否定されたときに初めて，便秘の疑いが晴れると言っていいでしょう．

❖ 便秘を予測するために，医師がする 3 つのこと

　便秘を予測するために，カルテ上で 3 つの項目をチェックします．①検温表を含めたカルテ記事，②画像所見，③便秘治療薬の処方です．

▶ カルテ記事

　まずは，検温表などに記載されている排便回数をチェックします．そのときに，排便間隔が 3 日以上あいている場合には，便秘を疑います．一方，1 日に 4 回以上など**排**

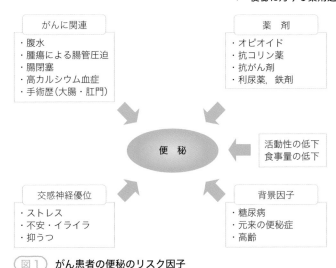

図1　がん患者の便秘のリスク因子

（余宮きのみ：ここが知りたかった緩和ケア，第3版，南江堂，p.219，2013より
引用）

便回数が多い場合にも便秘を疑います．排便回数が多ければ，まず下痢を疑いますが，便秘のために直腸，肛門内に残存した便のかけらが後から出て排便回数が多くなっている

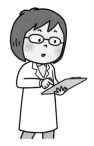

（分割排便）こともあります．

　また，「便秘の原因」もカルテ記事からある程度，予測できます．がん患者の便秘の原因は非常に多岐にわたります（図1）[1]．これら複数の原因が混在していることが，がん患者の便秘の特徴と言ってもいいでしょう．オピオイドを投与されている患者でも，オピオイドは便秘の原因の1つでしかない，ということを念頭に置いて原因となりうるものをカルテからピックアップしておきます．オピオイド以外に原因があるか否かが，治療方針につながるからです．

▶ 画像所見

　腹部の画像所見があれば，どの程度便があるか，また腸管のどのあたりにあるのかがわかります．

● 溢流性便秘の診断

　溢流性便秘の際には，直腸内に便が嵌入していること（糞便塞栓）が多いのですが，画像所見で確認できれば，まずは坐剤やグリセリン浣腸などの経直腸的な処置で排出させる必要があります．

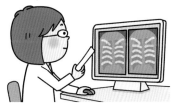

溢流性便秘は，便秘が続いた後に固形便の周囲から水様便が溢れ出てくる状態です．長時間，大腸内に停留している固形便の一部が液化したものや，腸壁からの分泌液がたまってくると，それが固形便の周囲から溢れて流れ出てくるのです．患者は水様便が出てきたことで，「便が出るようになった」「下痢」と誤解して「便秘が治った」と表現することがあります．そんなときでも，腹部の画像所見で著しい便貯留が確認できれば，溢流性便秘であることが判断できます．

● 腸閉塞，腸管の狭窄の確認

ほとんどすべての便秘治療薬は，腸閉塞では禁忌です．腹腔内・骨盤内に腫瘍病変がある場合や症状（悪心・嘔吐，蠕動痛，便秘，腹部膨満など）から腸閉塞が疑われる場合には，画像検査により腸閉塞を除外します．

腸閉塞では，腸管が物理的に閉塞しますので排便・排ガスがなくなります．したがって，便秘の患者のなかにも腸閉塞，あるいは完全な閉塞までには至っていないけれども，腫瘍浸潤などによる腸管の狭窄がみられることがあります．このような通過障害のある病態で，大腸刺激性下剤やエロビキシバット，グリセリン浣腸，炭酸水素ナトリウム坐剤を使用すると腸管穿孔の恐れがあります．また浸透圧性下剤や分泌性下剤も，腸閉塞の患者に使用すると強い蠕動痛の原因になります．

画像所見により，通過障害の状況をある程度確認することができます．腹部や骨盤内に腫瘍浸潤がある患者に便秘治療を行う際には，通過障害について医師に確認しておくことが大切です．

▶便秘治療薬の処方―使用状況

カルテ記事や画像所見が不十分なために，排便状況を予測することができない場合もあるかと思います．そのような場合であっても，便秘の原因を想定し，便秘治療薬の使用状況を確認することで，便秘の予測を立てることができます．

たとえば「これだけ便秘の原因があるのにこの程度の処方では，便秘に違いない」「検温表で4日間排便がない．脊椎転移でほぼ寝たきり，痛みでオピオイドも服用しているが，処方は酸化マグネシウムだけ．それに痛みで夜も浅眠だから，交感神経が興奮していて，これも便秘の原因になる」といった具合です．

こうした予測をするには経験が必要ですが，常に便秘を予測して①カルテ記事，②画像所見，③便秘に対する処方薬を確認しておいてから問診する，といった一連の流れを意識的に積み重ねることにより臨床知は向上します．

また，**看護師が便秘をきちんと評価して記録をしていれば，医師も自然に排便マネジメントへ意識が向きます**から，良好な排便マネジメントにつながるでしょう．

<table>
<tr><td colspan="2">表1　便秘とは（ROME IV基準）</td></tr>
</table>

1.以下の症状の2つ以上がある
①排便時のいきみ　　　　　　　　　　　　　　≧排便の25%
②硬便または兎糞状（ブリストルスケール1〜2）　　≧排便の25%
③残便感　　　　　　　　　　　　　　　　　　≧排便の25%
④直腸肛門の閉塞感　　　　　　　　　　　　　≧排便の25%
⑤用手的処置（摘便・骨盤底圧迫など）　　　　≧排便の25%
⑥排便回数＜3回/週
2.下剤を服用しない限り軟便はまれ
3.過敏性腸症候群の診断を満たさない

(Lacy BE, et al：Bowel disorders. Gastroenterology **150**（6）：1393-1407,
2016より引用)

✤ 便秘の原因による治療方針の相違

▶オピオイドによるものか，オピオイド以外によるものか

　オピオイドによる便秘〔オピオイド誘発性便秘（Opioid-Induced Constipation：OIC）〕では，専用の治療薬（ナルデメジン）がありますので，便秘がオピオイドによるものか否かが治療薬の選択基準の1つになります．

　オピオイドのみが原因の場合はナルデメジンを選択します．しかし，原因はオピオイド以外にある，またはオピオイドによるものとオピオイド以外の原因が混在している場合には，ナルデメジンだけでは解決しません．

　オピオイドのみが便秘の原因であるか否かを確認するには，ずばり，患者に**オピオイド開始前から便秘でしたか?**という質問をするとよいでしょう．また，便秘の原因（図1)[1]となるものを覚えておくことは，原因を推定するために役立ちます．オピオイドの開始をきっかけに便秘が発症した患者でも，病状の変化とともに，苦痛の増悪や食事量，運動量の減少が原因として重なってくることがあります．痛みも交感神経を興奮させるため，便秘の原因になります．

　オピオイド以外に原因がある便秘では，ナルデメジンだけでは対処できないので，**常に便秘の原因となりうるものを推定しておく**ことが必要です．

✤ 問　診

▶問診のコツ1

　問診のコツで最も強調したいのは，漫然と便秘治療薬を出して**「便が出たか，出ないか」だけを気にするような治療からは卒業しましょう**，ということです．

　便秘とは，「排便回数の減少」かつ/または「排便困難」です（表1)[2]．

　加えて，患者からの訴えを待つのではなく，**医療者側から便秘について積極的な問診を行う**ことが重要です．なぜなら，重症化するまで患者からの自発的な訴えが少ないか

らです．このことは，痛みや吐き気などとは大きく異なる点です．

▶問診のコツ2

　問診内容で重要なのは便形状です．私たち医療者は，排便回数だけをチェックしがちですが，**便秘は「排便困難感」から始まります**．ここを忘れてはなりません．便が毎日出ていても，排便困難感を主体とした「便秘」かもしれません．排便困難感とは，硬便で強くいきまなければならず（怒責），また排便時に便が分割されて直腸内に残存し（残便感），さらに残った便を出すために何回もトイレに行く（分割排便），さらに便が肛門に残っておしりの詰まった感じ（肛門の閉塞感）がするといった症状です．このような排便困難感を放置していると，徐々に重症化し，排便頻度が少なくなってくるのです．

　また，「便の硬さ」によっても使用する薬剤が異なります．便が硬ければ，浸透圧性下剤を用いて便が軟らかくなるように薬剤調整をしますし，逆に便が軟らかいけれども便が出てこないのであれば，「排出障害」ですから排出するための方策（エロビキシバット，大腸刺激性下剤，坐剤，処置）が必要，といった具合です．

　このように，便の硬さ（便形状）は，治療方針を決めるためにも必須の情報となります．

✤ フィジカルアセスメント

　筆者は，便秘治療を開始する前には腹部の診察をしています．しかし，腹筋や皮下組織が保たれている患者や腹水のある患者では，得られる情報が限られていますし，便秘におけるフィジカルアセスメントは，問診や画像所見の補助的なものといった位置づけになります．それではなぜ，腹部を診察するのか．便が十分出たかどうか，問診だけでは不十分なこともありますし，頻繁に画像撮影することは負担になりますので，簡便なフォローアップに役立つからです．

　便秘ではガスも貯留しやすいため，視診で腹部は膨満し，打診をすると鼓張しています．聴診上は，患者によりさまざまです．痩せているなど腹壁が薄い患者では，触診によって便が触れることもあります．

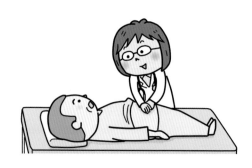

非常に遅い （約 100 時間）	1	コロコロ便	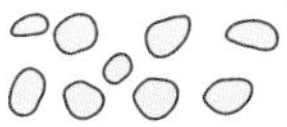	硬くてコロコロの 兎糞状の便
	2	硬い便	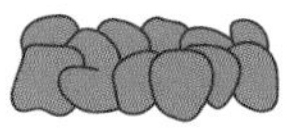	ソーセージ状であるが 硬い便
	3	やや硬い便	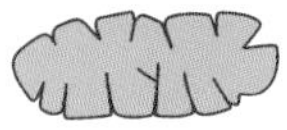	表面にひび割れのある ソーセージ状の便
消化管の 通過時間	4	普通便	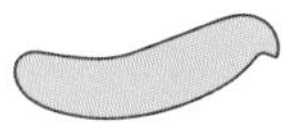	表面がなめらかで軟らかい ソーセージ状あるいは蛇の ようなとぐろを巻く便
	5	やや軟らかい便	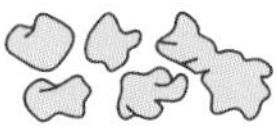	はっきりとしたしわのある 軟らかい半固形状の便
	6	泥状便	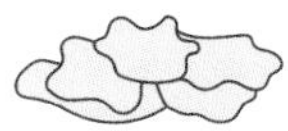	境界がほぐれて，ふにゃふ にゃの不定形の小片便 泥状の便
非常に早い （約 10 時間）	7	水様便		水様で，固形物を含まない 液体状の便

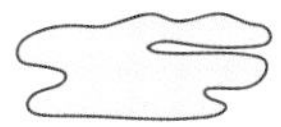

便秘　→　下痢

図 2 ブリストルスケール

（ユニ・チャーム株式会社：排泄ケアナビより許諾を得て転載）
[https://www.carenavi.jp/ja/jissen/ben_care/shouka/shouka_03.html]）（2024 年 1 月 16 日確認）

目標の共有

✿ 便秘治療の目標

　便秘治療の究極の目標は，便秘による QOL 低下をなくすことです．それには，**十分量**の便が**苦痛なく排出**されることが必要です．具体的には，便形状を普通便（ブリストルスケール 4）にすることを目標にします（図 2）[3]．

　スケール 4 の便形状であれば，軽い腹圧をかければ容易に変形して狭い肛門管を通過し，ごく軽いいきみで排便が得られます．これより硬いと，強い怒責が必要となり，また途中で便がひび割れて分割され残便感につながります．逆に泥状便・水様便は排便時に逆流して，強い残便感を引き起こし，何度もトイレに通うことになります．

✤ 目標の共有

　なぜ，治療目標を患者と共有しなければならないのか．その理由を 2 つ挙げます．

　スケール 4 の便形状を目標とすることを共有していないと，患者は排便が得られただけで「処方された下剤で便が出るようになりました」と表現し，医療者は治療目標に達したと誤解するかもしれません．でも実は，硬い便で怒責が強かったり，泥状便・水様便かもしれません．

　目標の共有が重要なもう 1 つの理由は，がん患者の状態は変化しやすく，それに伴って排便状況も変わるため，患者自身で便秘治療薬をある程度調整する必要が出てくるからです．たとえいったん，排便マネジメントが完璧になったとしても，患者の状態によって，つまり時間の経過とともに崩れてくる可能性があります．抗がん剤治療による便秘・下痢の影響，食事量や運動量の変化など，日々の小さな要因でも排便状況は変化します．

　目標の共有の際に大切なのは，患者自身に排便マネジメントの重要性を認識してもらうこと，そして，1 日 1 回出ているからいい，というのではなく，苦痛なく排出され，十分な排便量が確保できていることが目標であること，それにはスケール 4 の便形状を目指すことを共有することです．

▨ 治療編

✤ いざ！便秘治療を開始

▶便秘治療を始める前に（図 3）[4]

　これまで日本で便秘治療薬といえば酸化マグネシウムと大腸刺激性下剤，漢方薬に限られ，がん患者の排便マネジメントは難渋を極めていました．しかし近年，新しい作用をもつ便秘治療薬が次々と登場し，まさに便秘治療の地殻変動が起こっています．

　便秘治療薬は，水分を加える作用のものと大腸を動かす作用のものに大別することができます．水分を加える作用のものには，浸透圧性下剤と分泌性下剤があります．エロビキシバットは，両者の作用を併せ持っています．ベース薬は，水分を加える作用のある薬剤になります．それに対して，大腸刺激性下剤は，レスキュー薬という位置づけになります．すべての便秘治療薬はどれも重要な武器ではありますが，それぞれに弱点もあります．これらを上手に使いこなすためには，各薬剤の特徴について整理しておくことが必要不可欠です．

● 浸透圧性下剤

　浸透圧性下剤は，**便の硬さをコントロールする薬剤**です．用量依存的に便を軟らかくするので，便の硬さに応じて用量を細かく調整します．

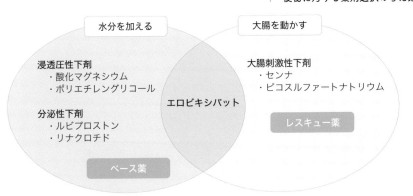

図3 便秘治療薬の作用のイメージ

（余宮きのみ：もっとうまくいく緩和ケア 患者がしあわせになる薬の使い方．南江堂，p.191，2021 を参考に作成）

①酸化マグネシウム

　酸化マグネシウムは汎用されていますが，薬物相互作用（表2)[1]と高マグネシウム血症への注意が必要です．高マグネシウム血症は，腎機能障害や便秘が高度であると生じやすいことから，がん患者では酸化マグネシウムは使用しづらいと言えます．使用する際には，薬物相互作用に注意し，定期的に血清マグネシウム値を測定し，用量が2g/日を超えるようなら他の浸透圧性下剤（ポリエチレングリコールなど）に変更するのが安全でしょう．

　胃酸や膵液によって薬効を発揮しますので，食後に内服します．

それでは酸化マグネシウムが効きません！

　酸化マグネシウムは，胃の酸性下で初めて下剤効果を発揮します．そのため，胃切除後の患者や，酸分泌抑制薬（プロトンポンプ阻害薬，H_2ブロッカー）を使用している患者では，酸化マグネシムの下剤効果が減弱する可能性があります．特にがん患者では，解熱鎮痛薬としてNSAIDsとともに酸分泌抑制薬が併用されることが多いので注意が必要です．このように酸化マグネシウムは，体内の環境によって効果が減弱するので，酸化マグネシウムを使用しても下剤効果が得られにくい場合には，ポリエチレングリコールなど他の薬剤に変更します．便秘が改善されないために酸化マグネシウムが際限なく増量されると，今度は高マグネシウム血症になるリスクが高まります．

　そのほか，酸化マグネシウムには多くの薬物との相互作用があり注意を要します（表2)[1]．抗菌薬や骨粗鬆症治療薬，セレコキシブといったNSAIDsなどは，がん患者でしばしば使用されますが，酸化マグネシウムを併用することで，これらの薬剤の効果が減弱する可能性があります．

表2　酸化マグネシウムと薬物相互作用を生じる薬剤

マグネシウムとの併用により効果が減弱する可能性のある薬剤
（同時に服用させないなどの注意をする）

抗菌薬
　テトラサイクリン系（テトラサイクリン，ミノサイクリンなど）
　ニューキノロン系（シプロフロキサシン，トスフロキサシンなど）
　セフェム系（セフジニル，セフポドキシムプロキセチル）
　マクロライド系（アジスロマイシン）
骨粗鬆症治療薬
　ビスホスホン酸塩系骨代謝改善薬（エチドロン酸二ナトリウム，リセドロン酸ナトリウムなど）
免疫抑制薬（ミコフェノール酸モフェチル）
抗リウマチ薬（ペニシラミン）
NSAIDs（セレコキシブ）
高脂血症治療薬（ロスバスタチン）
プロトンポンプ阻害薬（ラベプラゾール）

併用すると高マグネシウム血症を生じる恐れのある薬剤

活性型ビタミン D_3 製剤（アルファカルシドール，カルシトリオール）

吸収・排泄に影響を与える可能性がある薬剤

ジギタリス製剤，鉄剤，抗ヒスタミン薬（フェキソフェナジン）

milk-alkali syndrome（高カルシウム血症など）が生じる可能性のある薬剤

大量の牛乳，カルシウム製剤（危険因子：高カルシウム血症，腎障害，代謝性アルカローシス）

併用すると酸化マグネシウムの効果が減弱する薬剤

プロトンポンプ阻害薬

（余宮きのみ：ここが知りたかった緩和ケア．第3版．南江堂．p.223．2023より引用）

②ポリエチレングリコール（モビコール®）

　米国などでは便秘治療の第一選択薬となっています．ポリエチレングリコールは水分子と結合し，そのまま吸収されずに便に移行します．非吸収性ですから，薬物相互作用や腎機能障害患者での注意喚起はありません．確実な便軟化作用が得られ，安全な便秘治療薬であるため，がん診療において筆者が最もよく使用する便秘治療薬です．酸化マグネシウムは体内の環境によって効果が減弱するのに対して，ポリエチレングリコールは体内の環境によらず確実な効果が得られるのが利点です．

　1包60mLの飲み物に溶かして内服するため，その程度でも内服が困難な患者では使用できません．しかし，食事に関係なくいつ内服してもよいので，一度に飲めなければ，分割してその日中に飲めれば構いません．

　服用してから効果を実感できるまで2〜3日以上かかることを，あらかじめ患者に説明しておくことが使用のコツです．

● 分泌性下剤

　ルビプロストンとリナクロチドの両薬剤は，作用機序は異なりますが，いずれも腸管

からの水分分泌を促進する便秘治療薬です．どちらも体内にほとんど吸収されずに腸管に達して腸管内で代謝されますので，薬物相互作用などの注意喚起はありません．ただし，浸透圧性下剤より一般に効果が強く，下痢になる可能性を念頭に置いた薬剤調整と患者への説明を行う必要があります．

①ルビプロストン

小腸上皮にあるクロライドチャネルを活性化することにより腸管内への水分分泌を促進し，腸管内の輸送性を高めます．若い女性で悪心の報告が多くみられ，食直後に内服することが予防になるとされています．

筆者は，リナクロチドでは効果が強すぎる場合に使用することがあります．

②リナクロチド

腸管上皮のグアニル酸シクラーゼC受容体（cGMP）を活性化することにより，腸管内への水分分泌を促進し，腸管内の輸送性を高めます．cGMPは小腸だけではなく，胃や大腸にも存在することから，より強い水分分泌作用が得られる可能性があります．実際，筆者の使用感では，便秘改善の強さはリナクロチド＞ルビプロストンです．またcGMPは腸管粘膜下の内臓知覚神経の痛覚過敏を抑制するので，過敏性腸症候群にも保険適用があります．

1日1回1〜2錠（0.25〜0.5mg）の内服ですむにもかかわらず，便秘に対して強い効果が得られるので，**内服の負担**がある頑固な便秘の患者に適しています．また，個人差はありますが，一般に効果発現が速く，投与後2〜3時間で頻回の下痢や便失禁をきたすことがあります．下痢や便失禁が拒薬につながることもありますので，事前に「数時間で効いてくることがあること」「作用が強かった場合には，減量または薬剤の変更をすること」を患者に伝えておきます．1錠（0.25mg）でも下痢になってしまう場合には，隔日投与にするか，歯で噛んで分割（0.125mg）して服用するか，ルビプロストンに変更します．

●胆汁酸トランスポーター阻害薬

①エロビキシバット

食事をすると胆嚢から胆汁酸が分泌され，胆汁酸は食物とともに小腸内を流れていきますが，95％は回腸で再吸収されリサイクルされます．この再吸収を抑制する薬がエロビキシバットです．再吸収が抑制されると，胆汁酸はそのまま大腸内へ流れていきます．胆汁酸は大腸内で水分を分泌し，蠕動運動を促進します．浸透圧性下剤や分泌性下剤では排便が得られない場合に，大腸蠕動促進という異なる作用を加える目的で追加（併用）すると効果的です．

エロビキシバット特有の注意点は，蠕動痛が生じる可能性があること，2〜3時間で複数回の排便が生じる可能性がある点です．また，生理的に分泌される胆汁酸による効果なので食前に内服する必要がある点，胆道閉塞や食事量が少ない患者では効果が減弱する点に注意します．がん患者では，腸管の狭窄があり腹痛が生じやすい患者や，食事

量が安定しない患者では使用しません.

またミダゾラム，ジゴキシン，ダビガトランエテキシラートメタンスルホン酸塩（プラザキサ®）などと相互作用があります.

● 大腸刺激性下剤

大腸刺激性下剤は，毎日使えばやがて効かなくなる薬です.　長期連用により耐性が生じて，難治性便秘に進展することがあります.　そのため，『便通異常症診療ガイドライン2023―慢性便秘症』では，大腸刺激性下剤の使用は頓用または短期間の投与にとどめるべきであるとされています.　つまり，大腸刺激性下剤はベース薬ではなく，レスキュー薬なのです.　連用患者をつくらないようにすることを目指しますが，終末期になりPS 3～4になってくると，どうしても便の排出障害が問題となりますので，ベース薬を調整しながらも，適宜，大腸刺激性下剤を使用することが必要となることはあります.

大腸刺激性下剤のなかにはドラッグストアで市販されているものがありますが，がん患者では腸管の狭窄があると蠕動痛や腸管穿孔のリスクがありますので，使用には医師への確認が必要です.

● ナルデメジン（スインプロイク®）

p.217「便秘治療薬-08 ナルデメジン」参照

● 外用剤

外用剤は，数日以上排便がなく，直腸内に便が貯留している場合に，いったん便を排出させるためにレスキュー薬として用います.

①坐　剤

炭酸水素ナトリウム/無水リン酸二水素ナトリウムは，挿肛すると炭酸ガスが発生し，直腸内圧上昇による排便反射を引き起こします.　ビサコジルは，腸粘膜に直接作用して蠕動を促進させます.　両薬剤とも一般的に15～60分程度で効果が発現します.

②グリセリン浣腸

グリセリンが糞便中へ浸透することにより便を軟化，膨張させて排出を助けます.　また腸管壁からの水分吸収刺激に伴い蠕動を亢進させます.　直腸内に便がないと効果を発揮しません.　腸閉塞，腸管出血，出血傾向，腹腔内炎症，衰弱が強い，下部消化管の術直後，大量の宿便など，浣腸により激しい腹痛につながる可能性のある状態では行いません.

③オリーブ油浣腸

直腸内に便があるけれども，グリセリン浣腸では身体的に負担がある場合に用います.　オリーブ油が便を軟化させ排出を助けます.　蠕動痛などを起こすことがほとんどなく，マイルドな効き目です.

▶酸化マグネシウムかポリエチレングリコールか（図4）

通常，便秘治療薬は浸透圧性下剤から開始しますが，その際に酸化マグネシウムとポ

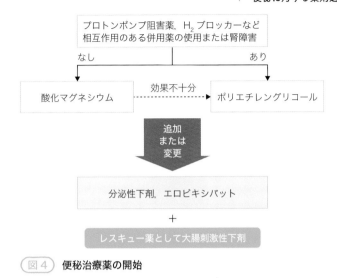

プロトンポンプ阻害薬，H₂ ブロッカーなど
相互作用のある併用薬の使用または腎障害

なし　　　　　　　　　　　　　　　　　あり

酸化マグネシウム　──効果不十分──▶　ポリエチレングリコール

追加
または
変更

分泌性下剤，エロビキシバット

＋

レスキュー薬として大腸刺激性下剤

図4　便秘治療薬の開始

リエチレングリコールをどのように使い分けるのでしょうか.

● **腎機能と併用薬をチェックし，下剤効果を評価する**

酸分泌抑制剤（プロトンポンプ阻害薬，H₂ ブロッカー）を使用している場合や，腎機能障害（eGFR 60 以下）がある場合は，酸化マグネシウムを避けて最初からポリエチレングリコールを選択します.

もちろん，ほかに薬物相互作用で懸念がある場合にも，酸化マグネシウムではなくポリエチレングリコールを最初から選択して構いません.

また，酸化マグネシウムを 2g/日以上（目安量）使用しても排便マネジメントが得られない場合には，確実に効果の得られるポリエチレングリコールへ変更します. 内服したポリエチレングリコールが便中に排泄されるまで 2〜3 日を要するので，効果が安定するまで 4〜5 日程度，様子をみながら増量していきます. ポリエチレングリコールは，1 日 6 包まで増量しても効果が不十分であれば分泌性下剤に変更，または追加します. 大腸の蠕動促進作用を加えたい場合には，エロビキシバットを追加します.

● **内服の負担感にも留意する**

酸化マグネシウムもポリエチレングリコールも，1 日 1 錠，1 日 1 包では排便マネジメントが得られにくく，多くは 1 日 3 錠以上，1 日 2〜3 包以上必要になります. 一方，分泌性下剤は 1 日 1〜2 錠で比較的強い効果が得られるので，内服の負担感が強い患者の選択肢として有用です. 特に終末期のがん患者や誤嚥しやすい患者などでは，内服の負担感にも留意して，浸透圧性下剤にこだわらずに最初から分泌性下剤などを検討するとよいでしょう.

糞便塞栓の場合には，まず便を排出させる（図5）

　数日以上，有形便が出ていない状態や溢流性便秘となっている場合には，糞便塞栓の有無を確認します（p.174 アセスメント編参照）．そして糞便塞栓（直腸内に便が嵌入している）の場合には，まずは坐剤や浣腸などの経直腸的な処置で排出させます．糞便塞栓の状態で便秘治療薬の変更や増量を行っても，水様便だけが出ることになってしまいやすいからです．特に溢流性便秘では，大腸刺激性下剤を追加することで腹痛や便意が強くなって頻繁にトイレに通うが，水様便しか出てこない，という状況になることがあります．浣腸などでいったん便を排出させ，その後で，便秘治療薬の変更や用量調整を行います．グリセリン浣腸でも水様便しか出てこないなど，うまくいかない場合にはオリーブ油浣腸が有用です．

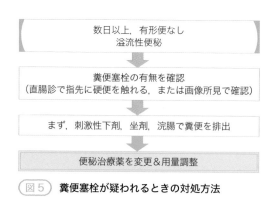

図5　**糞便塞栓が疑われるときの対処方法**

✤ 薬物療法の開始後

　がん患者で排便マネジメントが不良になる原因には，"便秘治療薬が効かない"，または"薬の量が不十分"といったことが挙げられます．つまり，便秘治療を成功させるには，"そのときの患者の状態に合った便秘治療薬を選択する"，あるいは"投与量を増減量する"，といったフォローをしっかり行うことが必要です．

▶便は硬いか軟らかいか（図6）

　便が硬いか軟らかいかは，薬剤を選択する際の重要な目印です．

　便が硬ければ排便困難となりますので，まずは便を軟らかくする浸透圧性下剤の増量を検討します．一方，便は軟らかいのに出ない，つまり数日便が出ないので，処置をしたら普通便～軟便が沢山出た，というのは便の排出障害です．大腸蠕動を亢進させるエ

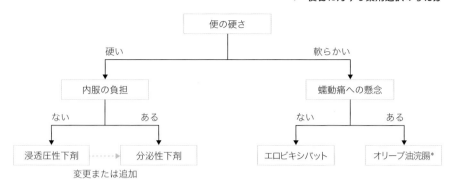

図6　便秘治療薬の検討：アセスメントポイントと薬剤選択

(* オリーブ油浣腸については，「余宮きのみ：オピオイド投与中の患者で悪心や下痢：実は，便秘．ここが知りたかった緩和ケア，第3版，南江堂，p.237，2023」を参照)

ロビキシバットを検討します．

　ただし，エロビキシバットは腸管狭窄のない患者，安定した食事摂取ができている患者に限ります．

▶ **OIC 以外の原因があるかないか**

　OIC がある場合には，ナルデメジンを使用します．ただし，すでに長期間にわたりオピオイドを使用している場合（目安として 10 日以上）には，ナルデメジン投与により，離脱症状として数時間以内に下痢や便失禁が生じます．下痢は1〜2日で消失しますが，体力が低下している患者にとって下痢は大きな負担になります．

　離脱症状による下痢を避けるため，そしてオピオイドによる便秘を予防するために，筆者はオピオイド開始と同時にナルデメジンを開始しています．もし，一定期間以上オピオイドを使用した後にナルデメジンの開始を検討する際には，画像所見などで便貯留の状況を確認し，宿便があれば処置などで取り除いてからナルデメジンを開始するようにしています．そうすれば，離脱症状によるひどい下痢や便失禁を避けることができます．

文　献

1) 余宮きのみ：ここが知りたかった緩和ケア，第3版，南江堂，p.210，223，2013
2) Lacy BE, et al：Bowel disorders. Gastroenterology **150**（6）：1393-1407, 2016
3) ユニ・チャーム株式会社：排泄ケアナビ
　　[https://www.carenavi.jp/ja/jissen/ben_care/shouka/shouka_03.html]（2024年1月16日確認）
4) 余宮きのみ：もっとうまくいく緩和ケア 患者がしあわせになる薬の使い方，南江堂，p.191，2021

2 看護師が行う便秘の緩和と薬の考え方

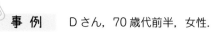

📎 事例　Dさん，70歳代前半，女性.

【病　名】肺がん，腰椎転移（L3〜4）.

【現病歴】Dさんは，腰痛の除痛目的のため，腰椎転移部に放射線治療（30Gy/10fr）を入院にて実施する方針となった．さらに，鎮痛薬としてロキソプロフェン60mg 1回1錠1日3回，オキシコンチン®（オキシコドン徐放錠）20mg 1回1錠1日2回の定期内服が開始となり，オキノーム®（オキシコドン散）5mg/回が1日1〜2回頓用として処方され，整形外科からはコルセット着用の指示が出された．

【便秘の経過】Dさんはもともと便秘がちで，近医よりマグミット®（酸化マグネシウム）330mg 1回2錠1日3回定期内服と，頓用としてプルゼニド®（センノシド）12mgが処方されており，オキシコンチン®内服を開始した後も自分で便秘治療薬の量や内服するタイミングを調整していた．

　入院から2週間が経過し，放射線治療と鎮痛薬の調整により腰痛は緩和され，坐位で食事をとることやトイレ歩行が可能となったため，自宅に退院予定となった．その日の午後，看護師が検温のため訪室するとDさんは，「最近，便が出にくい感じがするんです．下剤を飲みましたけど，今日で3日間便が出ていません．もともと便秘がちだったから仕方がないのかなと思っています」とお腹をさすりながら暗い表情で話した．

手がかり

❖ 看護師の直感で気になったこと

　Dさんは「もともと便秘がちだから仕方がない」と話していますが，看護師はDさんがお腹をさすっている様子や，暗い表情で話している様子がとても気になっています．

　Dさんは入院前から便秘がちで，これまでは便秘治療薬を自分で調整しながら，うまく排便を調整できていました．入院後も便秘治療薬の調整を行っていましたが便秘が生じており，もしかしたら便秘の原因は，もともとある便秘症のほかにあるのかもしれないと考えました．そうすると，便が出にくくなったのはいつ頃からなのか，便秘の原因は痛みで臥床していることが多かったからなのか，それとも鎮痛薬の影響なのか，ほか

には何が原因として考えられるだろうか，Ｄさんは便秘は仕方ないと話しているけれど，実はとても困っていて，それで暗い表情だったのではないかと思い始めました．

　Ｄさんは，近く退院する予定になっています．Ｄさんの便秘をアセスメントして一緒にケアを考え，Ｄさんが安心して自宅での生活を送れるようにしたいと考えました．

✤ 問　診

便秘の原因（表1）を推測し，**緊急度の判断**や，便秘治療やケアの方針を考えるために，Ｄさんの便秘の状況を伺いました．

項目	質問内容	Ｄさんの回答
便秘の原因・症状	便が出にくくなったのはいつ頃からですか？	入院してから徐々に便が出にくくなりました．便が出なくて困るようになったのは，ここ1週間くらいです
	どのように便が出にくいですか？それはいつもありますか？	おしりのところに便がある感じはするんですけど，いきんでも出ません．ここ1週間は，ずっと続いています
	おしりの近くに便がある感じや，いきんでも出ないことが常にあって，便を出すのが大変なんですね．便の硬さや量はいかがですか？	3日前に，硬くてコロコロした便が2,3個出て，その後は出ていません
	もともと便秘がちと伺っていますが，入院する前の排便はいかがでしたか？	便秘で下剤のマグミット®1錠を1日3回飲んでいました．それで，2日に1回は普通の便がずっと出ていました
	お腹の痛みや張り感，吐き気はありませんか？	お腹は少し張っていますけど，痛みや吐き気はありません
下剤調整・セルフケアの状況	下剤はどのように内服していますか？	1週間前からマグミット®を1回2錠に増やして，1日3回毎日飲んでいます．2日前から，プルゼニド®1錠を寝る前に追加していますが，出ていません
	食事や水分はとれていますか？	食事は1日3回とれています．水分は1日1,500mLはとるようにしています
	今まで便秘を改善するために，どのようなことに気をつけていましたか？	水分をとることと，便秘のときはお腹をマッサージしています
	気をつけて取り組んでいらっしゃったのですね	
便秘による影響	排便について，便秘のほかに困っていることはないですか？	便座に長く座っていると，腰が痛くなります．コルセットをしているので，いきむときに苦しいです

（次ページへ続く）

便秘の認識	便が出にくくなったのは，なぜだと思いますか？	入院して始まった痛み止めは，便秘になると聞きました．なので痛み止めのせいかなと思いますけど，痛いのもつらいし，もともと便秘がちだったから仕方ないのかなと思っていました
排便コントロールの目標	Dさんが，こんな風になればいいなと思う排便の状態について教えてください	痛み止めを使いながら，入院前のように便が出ればと思います
	入院前のようにということは，2日に1回は普通の便がすっと出るということですね．そして，痛みも緩和された状態が続くことを希望されるということですね	

❖ フィジカルアセスメント

　腹部のアセスメントを行う際は，患者に膝を軽く曲げた仰臥位になってもらい，表情が観察できるよう右側に立ち行います．アセスメントは，腸蠕動に影響を与えないように視診→聴診→打診→触診の順に行いましょう[1]．

- **視診**：腹部全体の膨らみ（便，腹水，腫瘍の有無），胃腸の蠕動運動など
  - →Dさん：腹部の軽度膨満あり
- **聴診**：腸蠕動音の程度（蠕動音減少や消失＝腸閉塞の可能性，金属音＝腸管閉塞や狭窄の可能性）
  - →Dさん：腸蠕動音の消失や金属音なし
- **打診**：腸管のガス・便を確認（ガスの部分＝鼓音，便の部分＝濁音）
  - →Dさん：腹部の右側，中央部分は鼓音，左側は濁音
- **触診**：腹部の腫瘤，圧痛の有無
  - →Dさん：左下腹部が固く触れる
- **直腸診**：便塊の有無，腫瘍，血液付着の有無
  - →Dさん：異常なし

❖ 検　査

- **腹部X線検査**：小腸・大腸のガス貯留による拡張像，ニボー（鏡面像）の有無，便塊の確認，宿便の有無
- **血液検査**：高カルシウム血症の有無，便秘の原因となる基礎疾患の悪化の有無〔糖尿病：HbA1c，甲状腺機能低下症：TSH（T_3，T_4），慢性腎不全：クレアチニンなど〕
  - →Dさん：腹部X線検査で直腸に便塊あり，血液検査問題なし

推　論

❖ 便秘の原因を探索する

がん患者の便秘の原因として，がんによるもの，薬剤性，併存疾患の大きく３つが考えられます（表1)[2]．

Dさんには疝痛や悪心の症状はなく，聴診で腸蠕動音の消失や金属音もなく，腹部X線検査でニボー（鏡面像）も認めないことから，消化管閉塞は否定的です．さらに，検査結果から高カルシウム血症もなく，がんによる直接の影響は否定されます．また，便秘を引き起こす糖尿病，甲状腺機能低下症など代謝性疾患の既往はなく，直腸診にて裂肛，肛門狭窄などの異常も認めないため併存疾患は否定されます．がんによる二次的な影響として，骨転移による痛みにより活動性の低下があり，便秘に影響している可能性があります．

問診では，入院しオピオイドを開始後に便秘が悪化しており，薬剤性（オピオイド）が便秘の原因として重要と考えられます．

オピオイドによる便秘のメカニズム（図1)[3]をもとに，Dさんの便秘の原因を考えてみると，オピオイドの薬理作用により①消化管の蠕動運動抑制に，②小腸，大腸の水分吸収増加と消化液の分泌低下が生じ，便がコロコロした硬いものとなりました．さらに，③肛門括約筋の緊張亢進，肛門直腸の反射低下が生じ，S状結腸から直腸に便塊が貯留し，「おしりのところに便が詰まっている感じがあるが，いきんでも出ない」と考えられます（図1)[3]．またDさんは，もともと便秘があり便秘治療薬を使用していましたが，**オピオイド（オキシコンチン®，オキノーム®）が開始されたことで，これまでの便秘治療薬の使い方では対応できず，便秘が悪化したと考えられます．**

表1）**便秘の原因**

がんによるもの（直接の影響）	消化管閉塞（腸管内の腫瘍，腹部・骨盤腫瘍からの外圧迫），脊髄損傷，高カルシウム血症
がんによるもの（二次的な影響）	経口摂取不良，低繊維食，脱水，虚弱，活動性の低下，混乱，抑うつ，排便環境の不整備
薬剤性	オピオイド，スコポラミン，フェノチアジン系抗精神病薬，三環系抗うつ薬，抗パーキンソン薬，制酸薬（カルシウム，アルミニウム含有），利尿薬，抗けいれん薬，鉄剤，降圧薬，抗がん剤
併存疾患	糖尿病，甲状腺機能低下症，低カリウム血症，腸ヘルニア，憩室，直腸ヘルニア，裂肛，肛門狭窄，脱肛，痔瘻，腸炎

(Oxford Textbook of Palliative Medicine, 5th ed, Oxford University Press, 2015 より引用)

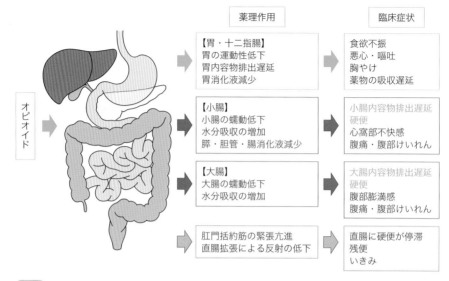

図1　オピオイドによる便秘のメカニズムと臨床症状

〔松原康美（編）：病態・治療をふまえたがん患者の排便ケア，医学書院，p.65，2016 を参考に作成〕

✤ 便秘に対するケアの方針を検討する

　オピオイドによる便秘はオピオイド誘発性便秘（OIC）と呼ばれ，オピオイド使用前と使用後で診断基準（p.177 表1参照）にある便秘の悪化があれば，OIC と診断されます.

　OIC は耐性形成されないため，便秘対策が必要となります．Dさんは**浸透圧性下剤**のマグミット®を使用し，水分は1日1,500 mL 摂取していますがそれでも便が硬く，大腸刺激性下剤のプルゼニド®を用いても排便がないため，**スインプロイク®（ナルデメジン）の使用を検討**します（p.187 図6参照）.

　スインプロイク®は，**オピオイドの消化管への作用を低減し，便秘を改善**します．また，**消化管のμオピオイド受容体にのみに作用し，中枢におけるオピオイド鎮痛作用を阻害しない**ため，痛みを緩和しながら排便を維持したいDさんにも安心して使用できます.

　Dさんは，便秘治療薬の調整や水分摂取，腹部マッサージなどによるセルフケアを行っていますが便秘が悪化し，排便時の苦痛が生じていることを，もともと便秘がちのため仕方ないと考えています．入院前のように排便があることを目標としており，2日に1回程度，普通便（ブリストルスケール4〜5）がすっと出ることを目標に排便コントロールを行います.

推論の検証

❖ OIC の診断

　OIC 診断基準と D さんの症状を照らし合わせると，入院前は便秘に対して便秘治療薬を内服することで十分な量の便を快適に排出できていたが，オピオイド開始後に兎糞状の硬便（ブリストルスケール 1：p.179 図 2 参照）となり，排便時は常にいきみ，肛門部の詰まった感じがあることから「排便の 25％以上にいきみ」「排便の 25％以上に直腸肛門部の閉塞感，詰まった感じ」を認め，OIC 診断基準の 2 項目以上の便秘の悪化を示していることから OIC と診断されます．

　上記 OIC の診断から，**オピオイドによる便秘を改善するスインプロイク®を開始します**．一方で，スインプロイク®はオピオイドによる便秘の改善は期待できるものの他の要因の便秘は改善されないため，**もともと使用していた便秘治療薬は継続します**．また，オピオイドによる便秘は耐性形成されないため，**オピオイドを使用している間はスインプロイク®を継続します**．**スインプロイク®を開始後に下痢や便秘が生じた際には，マグミット®を調整します**．以上の内容について，医師と相談します．

❖ 医師と相談した今後の便秘への治療方針

- マグミット®錠（酸化マグネシウム）330mg 1 回 2 錠，1 日 3 回　定期内服継続
- スインプロイク®錠（ナルデメジン）0.2mg 1 回 1 錠，1 日 1 回　朝　定期内服開始
- プルゼニド®錠（センノシド）12mg 1 回 1 錠，頓服継続

　上記の処方で開始し，排便状況に合わせてマグミット®錠（酸化マグネシウム）調節可能の指示を受けました．

問題の判断

　D さんは入院前から便秘でしたが，マグミット®定期内服とプルゼニド®頓服で排便コントロールできていました．しかし，疼痛による活動性低下に加え，入院後にオピオイドが開始されたことにより，OIC となりました．

　D さんは，すでに浸透圧性下剤と大腸刺激性下剤を使用していますが排便がなく，硬便が直腸に貯留していることから，オピオイドによる消化管への作用を低減し便秘を改善するスインプロイク®を開始します．また，スインプロイク®はオピオイド以外の原因の便秘には効果がないことから，これまで使用してきた便秘治療薬は継続します．

ブリストルスケール 4〜5 の便が 1〜2 日に 1 回出ることを目標とし，排便状況に合わせてマグミット®とプルゼニド®を調整します．また，これまで行ってきた便秘への対処方法は，便秘に対して有効な対処であるため継続します．

提供した看護と評価

看護目標

1〜2 日に 1 回，ブリストルスケール 4〜5 の排便があることを目標として排便コントロールを行い，OIC による苦痛症状が軽減することを目標とする．また，D さん自身が便秘に対応できるようにセルフケアを支援する．

提供した看護

▶計　画

● D さんの看護計画

①排便状況，および関連要因のモニタリング

スインプロイク®開始後

- 便性状，排便回数，腹部状態，排便時の苦痛（腰痛，いきみ）
- 便秘の随伴症状（悪心・嘔吐，腹部膨満感，排便困難感，残便感，肛門痛など）
- 排便パターン
- 鎮痛薬使用状況
- 食事，水分摂取，活動，不安

②便秘治療の目標，便秘治療薬の調整を共有

- 便秘治療の目標を，普通便（ブリストルスケール 4〜5）の排便が 1 回/1〜2 日あることとし，緩下剤を調整する．

スインプロイク®開始後

- 下痢の場合：マグミット®を減量，または一時中止後に普通便となったら減量して再開．
- 便秘の場合：プルゼニド®頓服を開始し，その後も排便がない，または硬便の場合は，便秘治療薬の変更・追加を医師と相談する．便秘治療薬の変更・追加でも便秘が改善しない場合は，オピオイドの変更を医師と相談する．肛門部に便の停滞がみられる場合は，浣腸，坐剤，摘便を行う．
- 排便コントロールに満足できているか，苦痛がないか確認し，目標を共有する．

③患者自身が便秘に対応できるためのセルフケア支援

- オピオイドと便秘の関連について説明し，便秘改善の動機づけを行う．
- 便秘治療の計画と便秘治療薬の使用法について説明する．
- 排便状況を医療者と共有する方法を指導する（ブリストルスケール，排便日誌の活用など）．
- 便秘の悪化や便の性状の変化を認めた場合は，医療者へ報告するよう指導する．
- 水分摂取や腹部マッサージは便秘に対して有効なことを説明し，継続を促す．
- 便秘時の食事の工夫，痛みがない範囲で活動を増やすためのリハビリテーションを多職種で検討する．
- 患者自身が便秘の状況を観察し，便秘をコントロールできるように促す．

▶評　価

　Dさんはスインプロイク®開始後，翌日に硬便（ブリストルスケール1～2）の排便を認めました．その後2日間は，泥状便（ブリストルスケール6）の排便が1日3回あったため，マグミット®錠330mg1回1錠，1日3回へ減量しました．その後は1日1回普通便（ブリストルスケール4～5）の排便となり，排便時にいきみや時間を要しないため，苦痛が軽減しました．また，便秘に対するセルフケア支援を行い，Dさん自身が便の性状を評価し，便秘治療薬の調整や水分摂取，食事の工夫，腹部マッサージを行うことで，自ら便秘に対応できていました．

　OICとその他の要因による便秘では，薬物療法の選択に違いがあるため，「なぜ便が出にくくなったのか」について丁寧にその原因を聞き取り，臨床推論したことで，OICの診断と対処方法を考えることができました．

臨床推論の〈落とし穴〉

　オピオイド投与中の患者で水様便となった場合，下痢になったと考え，下剤を中止してしまうことがあるが，実際には溢流性便秘となっていることがある．溢流性便秘は，宿便による硬便が栓となり，軟～水様便しか隙間を通過できないために，見かけ上は下痢になるが，本当の下痢ではなく，水様便の溢流が起きていることをいう．宿便がある場合は，内服薬の便秘治療薬を投与しても経肛門的な処置（摘便，浣腸，坐剤）を行わなければ改善されないため，宿便を鑑別することが必要である．

文　献

1) 山内豊明：腹部のアセスメントを行う．フィジカルアセスメントガイドブック，第2版，医学書院，p.138-149，2015
2) Oxford Textbook of Palliative Medicine, 5th ed, Oxford University Press, 2015
3) 松原康美（編）：病態・治療をふまえたがん患者の排便ケア，医学書院，p.65，2016

便秘治療薬
01 **酸化マグネシウム**

酸化マグネシウムの特徴

- 日本において最も使用されている緩下剤（便秘治療薬）である.
- 胃酸を中和するとともに，胃酸で活性化される.
- 薬価が安い.
- 高マグネシウム血症の副作用が問題になっている.
- 本剤の制酸作用やキレート生成作用による相互作用に注意が必要.

相互作用

- 本剤は吸着作用，制酸作用などを有しているので，他の薬剤の吸収・排泄に影響を与えることがある.
- ニューキノロン系抗菌薬，テトラサイクリン系抗生物質，ビスホスホン酸塩系骨代謝改善剤とはキレートを生成し，対象薬の吸収を阻害する.
- ビタミンＤとの併用で高マグネシウム血症のリスクが上昇する.

高マグネシウム血症（重篤な副作用）

　本剤の投与により高マグネシウム血症が現れ，呼吸抑制，意識障害，不整脈，心停止に至ることがある. 悪心・嘔吐，口渇，血圧低下，徐脈，皮膚紅潮，筋力低下，傾眠などの症状発現に注意するとともに，血清マグネシウム濃度の測定を行うなど十分な観察を行い，異常が認められた場合には投与を中止し，適切な処置を行うこと.

錠　剤　⊗⊗	細　粒　▨

主な商品名

マグミット®錠
200mg, 250mg, 330mg, 500mg

マグミット®細粒
83%

適　応

- 下記疾患における制酸作用と症状の改善.
  - 胃・十二指腸潰瘍, 胃炎（急・慢性胃炎, 薬剤性胃炎を含む）, 上部消化管機能異常（神経性食思不振, いわゆる胃下垂症, 胃酸過多症を含む）.
- 便秘症.
- 尿路シュウ酸カルシウム結石の発生予防.

用法・用量

マグミット®錠 200mg, 250mg, 330mg, 500mg マグミット®細粒 83%	通常, 成人には酸化マグネシウムとして1日2gを食前または食後の3回に分割経口投与するか, または就寝前に1回投与する

体内動態

- 最高血中濃度到達時間：データなし
- 血中濃度半減期：データなし
- 効果発現時間：24時間以内
- 効果持続時間：数日

看護の視点から注意すること

▶服用（与薬）に際して

- 通常, 成人に対してマグミット®錠・マグミット®細粒83%（酸化マグネシウム）1日2gを食前または食後の3回に分割経口投与するか, または就寝前に1回投与する.
- 剤形には錠剤と細粒があり, 患者の剤形や内服方法の好みに合わせて選択することが

できる．また安価で，用量調整がしやすく，習慣性がないため長期間の使用も可能である．

- 便の性状が硬い場合の便秘には第一選択となる．宿便がある場合は，浣腸や摘便などの処置を行う必要がある．

　服薬説明

- 多めの水分とともに服用する．相互作用がある薬剤（p.196 相互作用参照）と併用する場合は，服薬時間を 2 時間以上あけることを説明する．効果が安定するまでに数日かかることを説明し，飲んですぐ効果がないと判断して休薬したり，短期間で増量して下痢や腹痛を起こさないように注意を促す．
- 高齢者，腎機能障害がある患者，1ヵ月以上酸化マグネシウムを内服している患者[1] やビタミン D 製剤を内服している患者は，通常用量内の内服であっても高マグネシウム血症となる可能性がある．悪心・嘔吐，傾眠，徐脈，低血圧などの初期症状を説明し，症状出現時は速やかに医療者へ伝えるよう説明する．

▶効　果

- 塩類下剤であり，硬便の便秘に対し，大腸の腸管内の水分分泌により便を軟らかくすることで，排便を容易にし，便秘を改善する．
- 効果発現が緩徐で，効果が安定するまで数日かかるため，定期内服を開始し，便の性状や回数を数日間確認した上で用量調整を行う．

▶副作用

- 主な副作用は下痢．

　下　痢

- 酸化マグネシウム開始後，下痢（便性状が軟便～水様便，排便回数が 1 日 3 回以上）が生じた場合は，酸化マグネシウムを自己調整できるように，休薬または減量する方法を伝える．

▶その他

- 酸化マグネシウムは胃酸と反応して効果を発揮するため，高齢や胃切除により胃酸分泌が低下している場合や，制酸薬を併用している場合は，効果が減弱し，酸化マグネシウムが高用量となる可能性がある．

文　献

1) Wakai E, et al：Risk factors for the development of hypermagnesemia in patients prescribed magnesium oxide：a retrospective cohort study. J Pharma Health Care Sci **5**（1）：1-6, 2019

便秘治療薬

02 センナ・センノシド

センナ・センノシドの特徴

- 日本において昔から使用されている.
- 便の水分量があまり増えず, 緩やかに排便効果を発現する.
- 翌朝の排便効果を期待して, 眠前に服用することが多い.
- 腸内細菌により活性化するため, 排便効果の個人差の原因になる.
- 尿が赤くなることがある.
- 長期連用で耐性ができると言われている.
- 市販薬で購入することも可能.

相互作用

- 特になし.

錠　剤

主な商品名

センナ：ヨーデル® S 糖衣錠
80mg

センノシド：プルゼニド® 錠
12mg

適　応

● 便秘症.

用法・用量

センナ：ヨーデル S ®糖衣錠 80mg	通常，成人にはセンナエキスとして1回80mgを就寝前に経口投与する．高度の便秘には，1回160〜240mgまでを頓用として経口投与する．連用する場合は，1回40〜80mgを毎食後経口投与する
センノシド：プルゼニド®錠 12mg	通常，成人にはセンノシドA・Bとして1日1回12〜24mgを就寝前に経口投与する．高度の便秘には，1回48mgまで増量することができる

体内動態

● 最高血中濃度到達時間：データなし
● 血中濃度半減期：データなし
● 効果発現時間：8〜10 時間
● 効果持続時間：データなし

看護の視点から注意すること

▶服用（与薬）に際して

● ヨーデル® S 糖衣錠（センナ）は，通常，成人に対して1日1回80mg1錠を就寝前に経口投与する．高度の便秘には，1回2〜3錠までを頓用として経口投与する.
● プルゼニド®錠（センノシド）は，通常，成人に対して1日1回12mg1〜2錠を就寝前に経口投与する．高度な便秘の場合，1回4錠まで増量することができる.
● 腸の蠕動が弱い場合の便秘に使用する.
● 長期投与により，耐性および習慣性が問題となる．また，長期間の内服が腸管運動の

低下や大腸粘膜の筋層間神経叢の障害を引き起こし，慢性的な腸管の弛緩，拡張の原因となるとされている．そのため，『便通異常症診断ガイドライン 2023 —慢性便秘症』では「必要時最小限の使用にとどめ，できるだけ頓用または短期間での投与とする」とされている[1]．

服薬説明

- ●大腸の蠕動を亢進させるため，腹痛や下痢が生じる場合がある．就寝前に内服し，翌日の起床時に効果がない場合は，就寝時に同量または 1 錠増量して内服する．排便が得られた場合，または下痢が生じた場合は休薬する．

▶効　果

- ●大腸刺激性下剤であり，大腸において腸内細菌により分解された物質（レインアンスロン）が大腸を刺激することで，蠕動運動を亢進させて排便を促す．効果発現までに 8〜10 時間要するため，通常就寝前に内服すると起床時に排便を認める．

▶副作用

- ●主な副作用は，下痢，腹痛，腹部不快感，悪心・嘔吐などである．

下　痢

- ●便性状，排便回数を確認すること，下痢が生じた場合に自己調整できるよう，休薬または減量する方法を伝える．

腹痛・腹部不快感

- ●蠕動亢進により腹痛や腹部不快感が強い場合は，医療者に知らせるよう伝える．

▶その他

- ●本剤の成分またはセンナ・センノシド製剤に過敏症の既往歴がある患者，急性腹症が疑われる患者，痙攣性便秘の患者，重症の硬結便のある患者，電解質失調（低カリウム血症）のある患者への大量投与は禁忌．妊婦または妊娠している可能性のある女性は原則禁忌．

文　献

1）日本消化管学会（編）：便通異常症診断ガイドライン 2023 —慢性便秘症，南江堂，2023

便秘治療薬
03 ピコスルファート

ピコスルファートの特徴

- 錠剤と内用液剤があり，内用液剤は調節性に優れている．
- 翌朝の排便効果を期待して，眠前に服用することが多い．
- 腸内細菌で活性化するため，排便効果の個人差の原因になる．
- 長期連用で耐性ができると言われている．
- 市販薬で購入することも可能．

相互作用

- 特になし．

ピコスルファートの注意点

- 腎機能に応じた初期投与量が決められている（添付文書より）．

| 錠 剤 | 内用液剤 |

主な商品名

ラキソベロン® 錠
2.5mg

ラキソベロン® 内服液
0.75%

適 応

- 各種便秘症.
- 術後排便補助.
- 造影剤（硫酸バリウム）投与後の排便促進.
- 手術前における腸管内容物の排除.
- 大腸検査（X線・内視鏡）前処置における腸管内容物の排除.

用法・用量

ラキソベロン®錠 2.5mg	通常，成人には1日1回2〜3錠を経口投与する
ラキソベロン®内服液 0.75%	通常，成人には1日1回10〜15滴（0.67〜1.0mL）を経口投与する

体内動態

- 最高血中濃度到達時間：データなし
- 血中濃度半減期：データなし
- 効果発現時間：8〜10時間
- 効果持続時間：データなし

看護の視点から注意すること

▶服用（与薬）に際して

- 通常，成人に対してラキソベロン®錠（ピコスルファート）1日1回2〜3錠，またはラキソベロン®内服液0.75%（ピコスルファート）1日1回10〜15滴を経口投与する.
- 腸の蠕動が弱い場合の便秘に使用する．センナ・センノシドよりも比較的副作用が少

なく，効果が緩やかで，耐性や習慣性は少ない．しかし漫然と使用せず，長期投与は避ける．

- 錠剤と内用液剤があり，内用液剤は用量調整がしやすく，8滴，12滴など微量調整が可能であるが，高齢者など目が見えにくい，指先に力が入らない患者は滴下調整しにくい．

服薬説明

- 数日排便がないときに就寝前に内服し，翌日の起床時に効果がない場合は，就寝時に同量または増量して内服する．排便が得られた場合，または下痢が生じた場合は休薬する．

▶効　果

- 大腸刺激性下剤で，大腸細菌叢由来のアリルスルファターゼによって分解され生じたジフェニール体が大腸粘膜を刺激し，蠕動運動を亢進させて排便を促す．また，腸管粘膜での水分吸収抑制作用により便を軟らかくする．
- 効果発現までに8〜10時間要するため，通常就寝前に内服すると起床時に排便を認める．

▶副作用

- 主な副作用は腹痛，悪心・嘔吐，下痢などである．

腹　痛

- 蠕動亢進により腹痛や腹部不快感が強い場合は，医療者に知らせるよう伝える．

悪心・嘔吐

- 悪心・嘔吐が出現した場合は，医療者に知らせるよう伝える．

下　痢

- 便性状，排便回数を確認すること，下痢が生じた場合に自己調整できるよう，休薬または減量する方法を伝える．

▶その他

- 急性腹症が疑われる患者，本剤の成分に対して過敏症の既往歴のある患者，器質的な腸閉塞がある患者またはその疑いがある患者は禁忌．

便秘治療薬
ルビプロストン

ルビプロストンの特徴

- 便を軟らかくするするため，硬便の便秘に有効.
- 小腸の水分量を増やす.
- 大腸の粘液を増やす.
- 空腹時投与は悪心のリスクが上昇する.
- 悪心は若年の女性で多い傾向にある.
- 24 時間以内に自発排便が改善し，長期投与でも効果が持続する.

相互作用

- 特になし.

カプセル

主な商品名

アミティーザ® カプセル
12μg, 24μg

適　応

● 慢性便秘症（器質的疾患による便秘を除く）.

用法・用量

アミティーザ®カプセル 12μg, 24μg	通常，成人にはルビプロストンとして1回24μgを1日2回，朝食後および夕食後に経口投与する

体内動態

● 最高血中濃度到達時間：0.8±0.5 時間（絶食下の血漿中代謝物 M3 濃度）
● 血中濃度半減期：1.20±0.47 時間（絶食下の血漿中代謝物 M3 濃度）
● ルビプロストンの代謝は速やかであり，投与後血液中に未変化体はほとんど認められず，検出されるほとんどが非活性な代謝物であった. 活性代謝物の M3 はルビプロストンとほぼ同程度の薬理活性を示す.
● 効果発現時間：24 時間以内
● 効果持続時間：データなし

看護の視点から注意すること

▶ 服用（与薬）に際して

● 通常，成人に対してアミティーザ®カプセル（ルビプロストン）を1回24μg 1カプセル1日2回，朝食後と夕食後に経口投与する.
● 長期に使用しても副作用が少なく，依存性や耐性が生じないため，特に高齢や腎機能低下の便秘患者に使いやすい. 悪心の副作用があり，すでに悪心がある患者には使用しにくい.
● 薬価がやや高く，酸化マグネシウムなどの安価な薬剤で効果が不十分な場合の追加投与，使用が困難な場合の変更薬剤として検討される.

服薬説明

- 空腹で服用すると悪心が出現しやすいため，食後に内服する．悪心，下痢が生じる
  可能性があり，若年女性で悪心の副作用が多い傾向があるため，事前に症状出現時
  はすぐに医療者へ伝えるよう説明する．

▶効　果

- 小腸上皮細胞のクロライドチャネルを活性化し，小腸の水分分泌を促進することで便
  を軟らかくして腸管内の輸送能を高め，排便を促す．効果発現が緩徐なため，定期内
  服を開始し，便の性状や回数を数日間確認した上で用量調整を行う．

▶副作用

- 主な副作用は，下痢，悪心，腹痛などである．

  下　痢

  - 便性状と排便回数を確認すること，また，下痢が生じた場合に自己調整できるよう
    に休薬または減量する方法を伝える．

  悪　心

  - 食中または食後に内服するよう伝える．悪心が出現した場合は，医療者に知らせる
    よう伝える．

  腹　痛

  - 蠕動亢進により腹痛が強い場合は，医療者に知らせるよう伝える．

便秘治療薬

05 リナクロチド

リナクロチドの特徴

- 1日1回0.5mg食前投与により，早期から便秘症状の改善効果を示す．症状により0.25mgに減量する．
- 服用回数は患者の排便習慣に合わせる．
- 小腸および大腸の水分分泌を促進し，便を軟らかくするとともに便通を改善する．
- 求心性神経の痛覚過敏を改善することにより，腹痛・腹部不快感を改善する．
- 腸管粘膜に作用し，体内へはほとんど吸収されない．

相互作用

- 特になし．

錠　　剤

主な商品名

リンゼス® 錠
0.25 mg

適　応

- 便秘型過敏性腸症候群.
- 慢性便秘症（器質的疾患による便秘を除く）.

用法・用量

リンゼス® 錠 0.25 mg	通常，成人にはリナクロチドとして 0.5 mg を 1 日 1 回，食前に経口投与する．なお，症状により 0.25 mg に減量する

体内動態

- 血漿中リナクロチドおよび活性代謝物である脱チロシン体濃度は，定量下限未満であった.
- 効果発現時間：5 時間前後.
- 効果持続時間：臨床試験では 1 ヵ月後にプラセボと有意差あり.

看護の視点から注意すること

▶ 服用（与薬）に際して

- 通常，成人に対してリンゼス® 錠（リナクロチド）1 回 0.25 mg 2 錠を 1 日 1 回，食前に経口投与する.
- 長期に使用しても副作用が少なく，依存性や耐性が生じないため，特に高齢や腎機能低下の便秘患者に使いやすい.
- 腹痛を伴う便秘の患者に使用を検討する.
- 薬価がやや高く，酸化マグネシウムなどの安価な薬剤で効果が不十分な場合の追加投与，併用が困難な場合の変更薬剤として検討される.

  服薬説明
  - 食後の内服で下痢が出現しやすいため，食前に内服するよう説明する．初回内服後 24 時間以内に約 7 割に排便がある.

▶効　果

● 腸管のグアニル酸シクラーゼ受容体に作用し，小腸，大腸への水分分泌を促進する．また，腸管の求心性神経（痛みを感じる神経）の働きを抑制し，腹痛や腹部不快感を改善する．

▶副作用

● 主な副作用は，下痢など．

　下　痢

　● 便性状，排便回数を確認すること，下痢が生じた場合に自己調整できるよう，1回0.25mg 1錠へ減量，または休薬する方法を伝える．

便秘治療薬
エロビキシバット

エロビキシバットの特徴

- 胆汁酸は食事の刺激で分泌されるため，本剤は食事の 20〜30 分前に飲むと効果的である．
- 腸内の水分量を増やすとともに，大腸の蠕動運動も刺激するため，蠕動音の低下や腹部膨満感のある患者に効果的である．

相互作用

- 本剤は，P-糖蛋白質の阻害作用を有する．
- ウルソデオキシコール酸の作用を減弱する可能性がある．
- コレスチラミンによって本剤の作用が減弱する可能性がある．

211

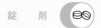

錠　　剤

主な商品名

グーフィス®錠
5mg

適　応

● 慢性便秘症（器質的疾患による便秘を除く）.

用法・用量

グーフィス®錠 5mg	・通常，成人にはエロビキシバットとして 10mg を 1 日 1 回 　食前に経口投与する ・1 日最高用量は 15mg とする

体内動態

● 最高血中濃度到達時間（単回投与）：1.8±1.6 時間（日本人患者朝食前）
● 血中濃度半減期（単回投与）：3.3±3.1 時間（日本人患者朝食前）
● 効果発現時間：5〜6 時間後
● 効果持続時間：1 週間程度

看護の視点から注意すること

▶ 服用（与薬）に際して

● 通常，成人に対してグーフィス®錠（エロビキシバット）を 1 回 5mg 2 錠を 1 日 1
　回，食前に経口投与する．1 回 3 錠まで増量することができる.
● 便を軟らかくする効果と，腸蠕動を亢進させる効果の 2 つの作用がある.
● 薬価がやや高く，酸化マグネシウムなどの安価な薬剤で効果が不十分な場合の追加投
　与，使用が困難な場合の変更薬剤，センナ・センノシドの使用頻度が高い患者への使
　用が検討される.

　服薬説明

　● 食事による胆嚢収縮が起こる前に胆汁酸トランスポーターを阻害する必要があるた
　　め，1 日 1 回食前に内服することを説明する．内服開始時に腹痛が生じる場合が
　　あるが，1〜2 週間で慣れることを説明する.

▶効　果
- 回腸末端の胆汁酸トランスポーターを阻害し，胆汁酸の量を増やすことで大腸の水分分泌を促し便を軟らかくする作用と，腸蠕動を亢進させる作用の 2 つの作用で排便を促す．

▶副作用
- 主な副作用は，腹痛，下痢などである．

  腹　痛
  - 蠕動亢進により腹痛が強い場合は，医療者に知らせるよう伝える．

  下　痢
  - 便性状，排便回数を確認すること，下痢が生じた場合に自己調整できるよう，1 回 5 mg 1 錠へ減量，または休薬する方法を伝える．

▶その他
- 薬物相互作用が多いため（p.211 相互作用参照），併用薬に注意する．

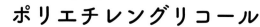

便秘治療薬
07 ポリエチレングリコール

ポリエチレングリコールの特徴

- 海外のガイドラインで高く評価されている.
- 日本では経口腸管洗浄剤として使用されてきた.
- モビコール®配合内用剤 LD は 60 mL，HD は 120 mL の水に溶解して服用する．この水が，そのまま腸管内の水分として便を軟らかくする.
- 脱水や電解質異常の副作用が少ない.

相互作用

- 特になし.

散　剤

主な商品名

モビコール® 配合内用剤 LD
モビコール® 配合内用剤 HD

適　応

● 慢性便秘症（器質的疾患による便秘を除く）.

用法・用量

モビコール®配合内用剤 LD	・通常，成人および 12 歳以上の小児には初回用量として LD 2 包または HD 1 包を 1 日 1 回経口投与する．以降，1 日 1〜3 回経口投与，最大投与量は 1 日量として LD 6 包または HD 3 包までとする
モビコール®配合内用剤 HD	・ただし，増量は 2 日以上の間隔をあけて行い，増量幅は 1 日量として LD 2 包または HD 1 包までとする

体内動態

● 最高血中濃度到達時間：データなし
● 血中濃度半減期：データなし
● 効果発現時間：2 日
● 効果持続時間：2 週間

看護の視点から注意すること

▶服用（与薬）に際して

● 通常，成人に対してモビコール®配合内用剤 LD 1 回 2 包，またはモビコール®配合内用剤 HD（ポリエチレングリコール）1 回 1 包を 1 日 1 回経口投与する．症状に応じて 1 日 1〜3 回，1 日 LD 6 包，HD 3 包まで増量することができる.

● 副作用が少なく，小児（2 歳以上），高齢者，腎機能障害がある患者も使用でき，安全性が高い.

● 1 包あたり，モビコール®配合内用剤 LD は 60mL，HD は 120mL の水に溶かして内服する必要があり，嚥下困難や水薬が苦手な患者には使用しにくい.

服薬説明

● 食事の影響を受けないため，内服のタイミングは患者の生活に合わせて 1 日 1 回

内服から開始し，便の性状に合わせて回数や1回量を調整する．効果が安定するまでに時間がかかることを説明し，飲んですぐに効果がないと判断して休薬したり，短期間で増量して下痢を起こさないように注意を促す．

- 塩味により飲みにくい場合は，ジュース（リンゴやオレンジ），スポーツドリンクなどに溶かして内服してもよいことを説明する．

▶効　果
- 塩類下剤で，浸透圧により腸管内の水分量を増加させ，便を軟らかくすることで，排便を容易にし，便秘を改善する．
- 効果発現が緩徐で，効果が安定するまで時間がかかるため，定期内服を開始し，便の性状や回数を数日間確認した上で用量調整を行う．

▶副作用
- 主な副作用は，下痢，腹痛などである．

  下　痢
  - 便性状，排便回数を確認することと，下痢が生じた場合に自己調整できるように，減量または休薬する方法を伝える．

  腹　痛
  - 蠕動亢進により腹痛が強い場合は，医療者に知らせるよう伝える．

▶その他
- 本剤の成分に対し過敏症の既往のある患者，腸閉塞，腸菅穿孔，重症の炎症性腸疾患〔潰瘍性大腸炎，クローン（Crohn）病，中毒性巨大結腸症など〕が確認されている患者，またはその疑いがある患者は禁忌．

便秘治療薬
⑧ ナルデメジン

ナルデメジンの特徴

- ナルデメジンは，日本で初めてオピオイド誘発性便秘（OIC）に対して保険適用を有した便秘治療薬である．
- OIC に対しては，従来は大腸刺激性下剤や浸透圧性下剤が選択されていたが，近年はナルデメジンが選択されることが多い．
- OIC はオピオイドの種類によって程度や頻度が異なるが，ナルデメジンの用法・用量は同じである．
- OIC が重症化してからナルデメジンを投与する場合，下痢の副作用に注意を要する．
- 脳腫瘍（転移性を含む）などの血液脳関門が機能していないまたは機能不全が疑われる患者では，オピオイド離脱症候群またはオピオイドの鎮痛作用の減弱を起こす恐れがある．

相互作用

- ナルメデジンは薬物代謝酵素 CYP3A4 で代謝されるため，CYP3A 阻害薬のイトラコナゾールやフルコナゾール（抗真菌薬），CYP3A 誘導薬のリファンピシン（抗結核薬），P-糖蛋白阻害薬のシクロスポリン（免疫抑制剤）などは，併用により効果を減弱または増強する可能性があるため，併用に注意が必要．

錠　剤

主な商品名

スインプロイク®錠
0.2mg

適　応

- OIC.

用法・用量

スインプロイク®錠 0.2mg	通常，成人にはナルデメジンとして1回0.2mgを1日1回経口投与する

体内動態

- 最高血中濃度到達時間（単回投与）：0.75（0.50〜2.00）時間（健康成人空腹時）
  2.50（0.75〜5.02）時間（健康成人食後）
- 血中濃度半減期（単回投与）：10.9時間（健康成人空腹時）
  10.9時間（健康成人食後）
- 効果発現時間：約5時間後
- 効果持続時間：数日以内

看護の視点から注意すること

▶服用（与薬）に際して

- 通常，成人に対してスインプロイク®錠（ナルデメジン）1回0.2mg1錠を1日1回経口投与する.
- OICに対して，酸化マグネシウムの定期内服でも調整が困難な場合に使用を検討する.
  服薬説明
  - 食事の影響を受けないため，内服時間は1日1回いつでもよいが，効果発現は4〜5時間と速いため朝や昼に内服する.
  - OICは耐性形成されないため，オピオイドを使用している間は継続内服が必要. これまで使用していた便秘治療薬は継続内服し，排便の状況に合わせて調整する.
  - 内服開始時に下痢になる場合があるが，徐々に改善することが多いことを説明する.

▶効　果
- 末梢性 μ オピオイド受容体拮抗薬で，中枢の μ 受容体には結合せず，消化管のオピオイド受容体のみに結合することで，鎮痛効果を阻害することなく OIC を改善する．

▶副作用
- 主な副作用は下痢などである．

  下　痢
  - 便性状，排便回数を確認すること，下痢が生じた場合は併用している下剤をまず減量または休薬し，それでも下痢が続く場合はスインプロイク®錠を休薬することを伝える．

第 Ⅳ 章

不眠を緩和する！

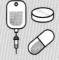

不眠に対する薬剤選択の考え方

アセスメント編

✤ 問診に入る前に，まず医師が考えること―予測を立てる

　医師は，不眠を認める患者を治療する際，まず「不眠の原因は何か？」を考えます．なぜなら，不眠の原因を取り除くことで，対症療法的な投薬を行わずとも改善する可能性があるからです．

　がん患者がひとたび入院すると，普段と違う寝具，同室者のいびき，看護師の見回りや吸痰処置，痛みや悪心・嘔吐，検査結果や将来への不安など，不眠の原因が複数重なります．また，ベッド上で安静に過ごす時間が長くなるだけでなく，消灯時間が定められていることによって，さらに不眠をきたしやすくなります．これらすべての原因を取り除くことは困難ですが，安易に薬物療法を行うのではなく，少しでも原因の除去に努めることが大切です．

✤ 不眠の原因を予測するために，医師がする 2 つのこと

　不眠の原因を予測するために医師がすることは，①患者に不眠の原因を尋ねること，②客観的な情報を収集すること，の 2 つです．

　まずは，当事者である患者に対して，不眠の原因をダイレクトに尋ねます．ただし，患者は不眠の原因にどのようなものがあるのか，十分な知識をもっていないことがほとんどです．したがって，医療者から質問されても「…よく，わかりません」などと回答しがちなため，適切な把握につながりません．そこで，オープンクエスチョンのみで尋ねるのではなく，「眠れない原因で，思い当たることはありますか？　たとえば，音が気になって眠れない方もおられますし，痛みで眠れない場合や，先のことが心配で眠れないこともあるようです」のように，いくつか具体例を挙げながら確認するとよいでしょう．それによって，患者は不眠の原因をイメージしやすくなり，医療者にとって有用な情報を得ることができます．

　なお，医療者は具体例を挙げることができるために，「5 つの P」について十分理解

表1 がん患者の不眠の原因となる5つのP

種類		具体例
Physical	身体的	疼痛，悪心・嘔吐，尿閉，腹満，呼吸困難，瘙痒，レストレスレッグス症候群
Physiological	生理的	環境変化（入院，ICU），物音，処置の刺激
Psychological	心理的	不安（病気，家族，生活），人間関係
Psychiatric	精神医学的	うつ病，適応障害，不安障害，せん妄
Pharmacological	薬理学的	ステロイド，利尿薬，ドパミン受容体拮抗薬，離脱（ベンゾジアゼピン受容体作動薬，アルコール）

（山田了士ほか：がん患者の精神症状に対する薬物治療戦略．薬局 **68**（8）：56-60, 2017 より許諾を得て転載）

しておく必要があります（表1）[1]．これらは問診の工夫に活かせるだけでなく，漏れのない正確な評価にもつながります．

　がん患者は強いストレスを抱えているため，うつ病を発症しやすいことが知られています．うつ病患者の約9割が不眠をきたすことから，不眠を認めるケースでは，その背景にうつ病がないかについて積極的に確認する必要があります．うつ病の診断基準[2]によると，「抑うつ気分」および「興味・喜びの減退」が2大症状とされており，そのいずれかが2週間以上持続すればうつ病と診断されます．実臨床では，うつ病のスクリーニングとして「2質問法」[3]がしばしば用いられており，「最近2週間，ずっと気分が沈んだり，憂うつであったり，絶望的な気持ちであったりしましたか？」「最近2週間，物事への興味や楽しみを感じられないということがありましたか？」のいずれかの質問に Yes であれば，より詳細な評価を行うのがよいでしょう．

　また，がん患者に多くみられるものとして，アカシジア（静座不能症）が挙げられます．がん患者では，がんの治療経過中に悪心・嘔吐を認めることがあり，しばしばメトクロプラミドやドンペリドン，プロクロルペラジン，オランザピンなどのドパミン受容体拮抗薬が投与されます．これらの薬剤は，「ソワソワ」「イライラ」「ジッとできない」などのアカシジアを惹起する可能性があり，難治性不眠の原因となりえます．そのほか，レストレスレッグス症候群や睡眠時無呼吸症候群などの睡眠関連障害についても見逃さないようにしましょう．特に，アカシジアとレストレスレッグス症候群は症状がよく似ているため，鑑別のポイントについて十分理解しておく必要があります（表2）．

　次に，患者だけでなく，周囲の人からも情報を収集しましょう．外来の場合は家族が，入院中では看護師が重要な情報をもっています．たとえば，外来で患者が不眠を訴えた場合，家族から「横で寝ていますが，いびきで何度も起こされます．最近はときどき息が止まることがあるので，とても心配です」という話があれば，睡眠時無呼吸症候群が不眠の原因と考えられます．また，入院患者で看護記録に「夜間，つじつまの合わない

表2　アカシジアとレストレスレッグス症候群の違い

	アカシジア	レストレスレッグス症候群
症状出現	原因薬剤の投与後	主に夜間
好発年齢	中高年	なし
家族歴	なし	ありうる
原因	薬剤（抗精神病薬，制吐剤など）	特発性と二次性（鉄欠乏性貧血や透析など）
対応	● 原因薬剤の減量・中止 ● 抗コリン薬やクロナゼパムによる薬物療法	● 原因の除去 ● ドパミンアゴニストなどによる薬物療法

言動がみられた」などと記載されている場合，不眠はせん妄の部分的な症状と考えられ，実際にはせん妄に対するアプローチが必要です．そのほか，患者自身は不眠を訴えるものの，看護師からみてひどく元気がなく，食事もリハビリテーションも進まなくなった場合は，医師に報告の上，うつ病に関する詳しい問診や精査が求められます．このように，不眠の原因や背景については患者からの訴えだけでなく，多職種で客観的な情報を共有した上で，総合的に判断することが大切です．

✤ 不眠の原因による治療方針の相違

▶一般的な不眠症の場合

　一般的な不眠症の場合，まずはその原因除去に努めましょう．前述の「5つのP」のうち，心理的要因（Psychological）が最多とされているため，それに留意しながら確認することが大切です．また，原因の除去とともに，必要に応じて薬物療法や非薬物療法を行います．なかでも，外来の場面では，非薬物療法としての睡眠衛生指導が極めて有効です．

　一方，入院患者に対する睡眠衛生指導は，あまり実用的とは言えません．たとえば，不眠の改善には睡眠効率（実質的な睡眠時間÷横になっている時間）を高めることが求められるため，本来であれば眠くなってから布団に入るように指導します．ただし，入院中はベッド上で長時間過ごすことを余儀なくされるため，睡眠効率を上げるにも限界があります．また，質の良い睡眠のためには規則正しい食事と運動が必要ですが，がん患者では悪心・嘔吐などで食欲の低下がみられるだけでなく，十分なリハビリテーションが行えないこともあります．このように，入院患者では睡眠衛生指導が有効でないことも多いため，実際には薬物療法が主体となります．特にせん妄ハイリスク患者では，不眠がせん妄を誘発する可能性があるため，積極的な薬物療法がせん妄の予防につながります．

睡眠衛生指導とは？

不眠を訴える患者は，たとえ誤った生活習慣を送っていたとしてもその認識がないため，決して自分から教えてはくれません．そこで，医療者は「患者は誤った生活習慣を送っているもの」という前提に立ち，積極的に睡眠衛生指導を行うことが大切です．

表 質の良い睡眠のための 12 の指針

1. 睡眠時間は人それぞれ．日中の眠気で困らなければ十分
2. 刺激物を避け，寝る前に自分なりのリラックス法を
3. 眠たくなってから布団に入る．就寝時間にこだわらない
4. 毎朝同じ時刻に起床
5. 光の利用で良い睡眠
6. 規則正しい 3 度の食事・運動習慣
7. 昼寝をするなら 15 時前の 30 分
8. 眠りが浅いときは，積極的に遅寝・早起きに
9. 睡眠中の激しいいびきや呼吸停止，脚のムズムズ感は要注意
10. 十分眠っても日中眠気が強いときは専門医に受診を
11. 睡眠薬代わりの寝酒は不眠のもと
12. 睡眠薬は医師の指示で正しく使えば安全

▶うつ病の場合

うつ病の場合，不眠の治療だけでなく，うつ病に対する治療が必要となります．心理的なサポートはもちろんのこと，場合によっては抗うつ薬による薬物療法を行います．一般に，抗うつ薬は効果発現まで 2 週間程度かかりますが，眠気や消化器症状などの副作用が出やすいことから，まずは少量から開始し，徐々に効果が出る量まで増やすことになります．なお，ミルタザピンなどの眠気が出やすい抗うつ薬を夕食後や就寝前に投与することで，睡眠薬が不要となることもあります．そのほか，うつ病と考えられる場合は必ず希死念慮の有無を確認し，必要に応じて精神科への紹介を行いましょう．

▶アカシジアの場合

アカシジアの場合，原因となっている薬剤を特定する必要があるため，投与中の薬剤をくまなく確認しましょう（表3）[4]．アカシジアは，薬剤の投与開始後，数週間以内にみられやすいとされています．もし原因薬剤が特定できれば，その減量・中止を速やかに検討し，困難な場合は対症療法としてビペリデンなどの抗コリン薬を投与します．ただし，抗コリン薬はせん妄を惹起することがあるため，せん妄ハイリスクの患者への投与は可能な限り避けましょう．

表3　アカシジアの原因になりうる代表的な薬剤

薬剤の種類	薬剤名
抗精神病薬	アリピプラゾール，ペロスピロン，リスペリドン，オランザピン，クエチアピン，ハロペリドール，アセナピン，プロクロルペラジン，クロルプロマジン，レボメプロマジン，スルピリド，チアプリド
抗うつ薬	アミトリプチリン，アモキサピン，イミプラミン，クロミプラミン，マプロチリン，ミアンセリン，スルピリド，トラゾドン，ミルタザピン，フルボキサミン，パロキセチン，セルトラリン，エスシタロプラム，ミルナシプラン
抗てんかん薬・気分安定薬	バルプロ酸
抗不安薬	タンドスピロン
抗認知症薬	ドネペジル
消化性潰瘍治療薬	ラニチジン，ファモチジン，スルピリド
消化器用薬	メトクロプラミド，ドンペリドン，イトプリド，オンダンセトロン，モサプリド
抗アレルギー薬	オキサトミド
降圧薬	マニジピン，ジルチアゼム，レセルピン，メチルドパ
抗がん剤	イホスファミド，カペシタビン，テガフール・ウラシル，フルオロウラシル
その他	フェンタニル，インターフェロン

（井上真一郎：せん妄診療実践マニュアル　改訂新版，p.127-128，羊土社，2022より引用）

表4　レストレスレッグス症候群の原因

分類	主な原因	治療
特発性	不明	薬物療法/非薬物療法
二次性	鉄欠乏，脊髄疾患，ビタミンB/葉酸欠乏，腎不全/透析，パーキンソン病，妊娠，アルコール，多系統萎縮症，胃切除後，末梢神経障害，関節リウマチ，薬剤（抗うつ薬/抗精神病薬/抗ヒスタミン薬など）	原因除去，薬物療法/非薬物療法

▶レストレスレッグス症候群の場合

　レストレスレッグス症候群は，原因不明の「特発性」と，何らかの原因によって引き起こされる「二次性」に大別されます（表4）．まずは，二次性の可能性を考えて血液生化学検査や投与中の薬剤の確認を行い，もし原因が特定できればそれに対する治療を行いましょう．また，特発性レストレスレッグス症候群の場合は，ドパミンアゴニストなどによる薬物療法を行います．ただし，ドパミンアゴニストは「突発性睡眠」に関する警告記載があるため，投与の際には必ず自動車運転の禁止について口頭や文書で説明した上で，カルテにもその内容を記載するよう十分注意しましょう．また，軽症の場合

は，カフェイン摂取を減らす，脚のマッサージを行うなど，非薬物療法が奏効することもあります[5].

▶睡眠時無呼吸症候群の場合

　一般に，睡眠時無呼吸症候群は，睡眠中に上気道が閉塞することによって無呼吸をきたす疾患で，日中の耐え難い眠気を引き起こします．高血圧・糖尿病などの生活習慣病や虚血性心疾患に合併することが多く，特に肥満傾向の患者に不眠を認めた場合は，夜間のいびきや呼吸停止などを積極的に確認しましょう．睡眠時無呼吸症候群では，呼吸状態の悪化を招くベンゾジアゼピン系薬の投与を避け，CPAP（経鼻的持続陽圧呼吸療法）やマウスピース，手術，生活指導などによって不眠の改善が見込めます．

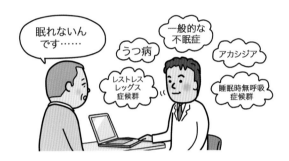

目標の共有編

❖ 不眠緩和の目標を共有する

　不眠の原因についてアセスメントを行った後は，それに基づいて治療を開始します．ただし，不眠緩和の目標は，患者の「眠りたいだけ眠る」という希望を叶えることではありません．治療が必要な「不眠症」とは，夜眠れないという患者の自覚症状だけでなく，それによって日中の生活に支障をきたしているかどうかが大きなポイントです．つまり，不眠緩和の目標はあくまでも「不眠による日中の QOL 低下を改善する」ことであり，それについて患者とあらかじめ共有しておく必要があります．

❖ 薬物療法の中止時期を共有する

　不眠に対する薬物療法を開始し，不眠の原因が取り除かれ生活リズムが整った段階で薬剤の減量・中止を提案しても，患者は強い抵抗感を示すことがあります．つまり，患者は「薬をやめると，また眠れなくなるのではないか？」という不安に駆られてしまう

のです．そこで，不眠の原因が除去されたら速やかに薬剤を減量・中止する必要があることについて，投与開始前の段階で確実に伝えておきましょう．入院患者は不眠をきたすことが多いため，安易に睡眠薬が投与されてしまい，それを契機として長期・多剤内服につながるケースがよくみられます．退院時には身体状態は改善していることが多く，また自宅に戻ると入院中にみられた生理的要因のほとんどがなくなるため，睡眠薬は速やかに中止すべきであることを医療者は肝に銘じておく必要があります．

治療編

✤ いざ！　不眠治療を開始

▶不眠治療を始める前に

　一般的な不眠症と，うつ病や睡眠関連障害を認めるケースでは，薬剤選択が大きく異なります．一般的な不眠症では，いわゆる睡眠薬を選択します．それに対して，うつ病では睡眠薬だけでなく，抗うつ薬を主剤とする必要があります．また，アカシジアやレストレスレッグス症候群では，その原因に対するアプローチに加えて，それぞれ抗コリン薬やドパミンアゴニストなどを投与します．

▶ベンゾジアゼピン系薬かオレキシン受容体拮抗薬か

　一般的な不眠症に対して睡眠薬の選択を行う際，入院患者ではまずせん妄のリスクを評価することが重要です．もしせん妄ハイリスクと考えられる場合，せん妄を惹起する可能性があるため，ベンゾジアゼピン系薬の使用を避けるようにしましょう．

せん妄ハイリスクとは？

　せん妄ハイリスクとは，せん妄になりやすい要因のことで，いわゆる「準備因子」がそれに該当します．準備因子には，高齢や認知症，脳器質的障害などがあり，それらを有する患者は脳が脆弱な状態にあるため，せん妄を発症するリスクが高いと考えられるのです．2020（令和2）年度の診療報酬改定で新設された「せん妄ハイリスク患者ケア加算」でも，すべての入院患者に対して，まずはせん妄のリスク因子（「70歳以上」「脳器質的障害」「認知症」「アルコール多飲」「せん妄の既往」「リスクとなる薬剤（特にベンゾジアゼピン系薬）の使用」「全身麻酔を要する手術後又はその予定があること」）の確認が求められています．そして，このうち1つでも該当すれば「せん妄ハイリスク」と考えられるため，せん妄の予防対策を行うことが定められています．

　がん患者では，若年であっても身体的な重症度が高い場合，せん妄ハイリスクと考える必要があります．また，当初は身体的に軽症であっても，がんの進行によって徐々に重症化したり，併存疾患が増えたりしてせん妄のリスクが高くなる可能性を考慮すると，がん患者全般に対して，ベンゾジアゼピン系薬の安易な投与は避けるべきと考えられます．

　なお，一般的な不眠症に対する睡眠薬の選択は，従来であればまず不眠のパターン（入眠困難，中途覚醒，早朝覚醒など）を確認し，それに応じた半減期のベンゾジアゼピン系薬を処方する，というプロセスが主流でした．ただし，ベンゾジアゼピン系薬には依存性のほか，転倒やせん妄，さらには認知症を惹起するリスクが明らかになっており，現在では不眠症に対する第一選択薬として推奨されません．近年になって上市されたオレキシン受容体拮抗薬（スボレキサントやレンボレキサント）は，ベンゾジアゼピン系薬にみられる前述のような副作用が極めて少なく，せん妄の発症リスクが高い患者の不眠にも有用とされています．

　なお，各薬剤の特徴や使い分けの詳細については，p.238〜255 をご参照ください．

❖ 薬物治療の開始後

▶適切なアセスメントを行う

　入院患者の場合，定期内服の薬剤だけでなく，効果が乏しい場合の不眠時指示も確実に出しておきましょう．そして，薬物治療を開始した後も，効果や副作用についてこまめに確認する必要があります．なお，せん妄ハイリスクの患者では，患者自身に薬剤の追加希望がなくても，不眠を認めた場合は積極的に頓服薬を使うのがよいでしょう．そして，頓服薬の使用状況やその効果をみながら，薬の種類や投与量の調整を行います．

▶漫然とした投与を避ける

　すでに述べたように，退院後は原則として睡眠薬を中止する必要があります．入院を契機に漫然と睡眠薬を投与してしまい，結果として長期・多剤内服につながることのないよう，十分注意しておきましょう．

文　献

1）山田了士ほか：がん患者の精神症状に対する薬物治療戦略．薬局 **68**（8）：56-60, 2017
2）DSM-5 American Psychiatric Association：Diagnostic and Statistical Manual of Mental Disorders, Fifth Edition（DSM-5™）．American Psychiatric Publishing, Washington DC, 2013
3）Siu AL, et al：Screening for Depression in Adults：US Preventive Services Task Force Recommendation Statement. JAMA **315**（4）：380-387, 2016
4）井上真一郎：せん妄診療実践マニュアル　改訂新版．p.127-128, 羊土社, 2022
5）Harrison EG, et al：Non-pharmacological interventions for restless legs syndrome：a systematic review of randomised controlled trials. Disabil Rehabil **41**（17）：2006-2014, 2019

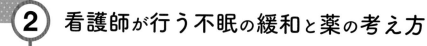

2 看護師が行う不眠の緩和と薬の考え方

事　例　Eさん，80歳代前半，女性．15年前より高血圧（内服中），夫と二人暮らし．

【病　名】上行結腸がん，腹膜播種，肝転移，大動脈周囲リンパ節転移．
今回，腹部痛が増強し，疼痛コントロール目的で入院となった．
【不眠の経過】200X年5月に上行結腸がんと診断され，右半結腸切除術施行．その後，術後化学療法を行うものの，肝転移が増大しPD*となった．その頃（3ヵ月前）から不安のため寝つきが悪くなり，主治医からゾルピデム（マイスリー®）が処方された．睡眠薬を使用し始めてから，23時～6時半までしっかりと眠れていたようであるが，2～3週間前から頓服を追加する日が続いている．今回Eさんは，腹部痛の増強により，1週間前に入院となった．入院後にオピオイドを調整したことにより，痛みのコントロールが良好となり，食欲も改善してきた．しかし，2, 3日前から頓服のゾルピデム（マイスリー®）を追加しても，朝まで眠れていない様子がある．
【不眠に対する治療内容】
①**睡眠薬の処方**
　• ゾルピデム（マイスリー®）5mg 1錠　1日1回就寝前
　• 頓服ゾルピデム（マイスリー®）5mg 1錠追加　不眠時
②**その他の治療法**
〈腹膜播種による腹痛に対して：（入院後～）〉
　• オキシコドン徐放錠20mg　1回1錠　1日2回（朝・夕）
　• レスキュー薬：オキノーム®散2.5mg　1回1包　疼痛時
〈便秘に対して〉
　• ナルデメジン（スインプロイク®錠）0.2mg　1日1回（朝）
〈高血圧に対して（15年前～）〉
　• カルシウム拮抗薬（アムロジピン®）2.5mg　1日1回（朝）

---

* PD：Progressive Disease

❖ 看護の直感で気になったこと─眠れていないのでは？

　看護師は，Eさんの入院7日目に夜間帯でEさんを受け持ちました．Eさんは，この日23時にゾルピデム（マイスリー®）を内服しましたが，2時半頃に「眠れない」という訴えがあり，頓服としてゾルピデム（マイスリー®）1錠を追加で内服しました．しかし，夜中の4時半頃にEさんからトイレに行くためのナースコールが何度もあり，しっかりと眠れていない様子です．看護師は，Eさんが治療終了後から不安で眠れなくなったとの情報を得ていたため，もしかすると不安が続いているのではないか，またほかに何か眠れない原因があるのではないかと気になりました．

❖ 問　診

　不眠は，客観的に眠れているか否かのみで評価するのではなく，患者の主観的な感覚をもとに評価することが重要です．看護師は，上記で気がかりとなった睡眠の状況，思い当たる不眠の原因，日常生活への影響の有無，過去の睡眠パターンに関して，Eさんの主観的な体験を確認することを心がけながら問診を行いました．また，Eさんの満足のいく睡眠が確保できるよう，睡眠へのケアの希望も併せて確認していきました．

項目	質問内容	Eさんの返答
不眠の状況（持続期間，不眠のタイプ，薬剤の効果）	眠れていますか？ いつ頃から眠れないのが続いていますか？	やっぱり今日も起きてしまいました．ここ2〜3週間は，お薬を飲んで眠っても2時くらいに目が覚めるので，毎日お薬（ゾルピデム）を追加しています．入院してから痛みが落ち着いてきていたのに，一昨日くらいから，お薬（ゾルピデム）を追加してもこんな時間（4時半すぎ）に起きてしまうんです
	夜中に起きてしまうのはつらいですね．今のお薬は，眠るまでに時間はかかりますか？	お薬を飲んでから何とか30分ほどで眠れます．今までは，お薬を22時半ぐらいに飲んで，朝6時前まで眠れていたんですが，最近は必ずと言っていいほど2，3時間で目が覚めてしまいますね
	眠れている間は，しっかりと眠れた感覚はありますか？	この病気になってから，今日までなかなかしっかりと眠れている感覚がありません．最近は特にそう感じます

（次ページへ続く）

不眠の原因	眠れていない原因として，思い当たることがありますか？	入院して痛みは良くなりましたが，これからまたがんが大きくなると痛みが強くなるのかな，あとどのくらい生きられるのかなと考えて不安になります．最近，さらに動けなくなってきた感じがして，この先自分の身体がどうなるのかとか…夜に目が覚めたらふとそんなことを考えてしまいます．それでテレビをみて気を紛らわせようとするんですが，結局あまり変わりませんね．あと，眠れないからトイレにも何度行ってしまいますね．ほとんど何も出ないのに．でも，トイレに行きたくて起きるということはほとんどありません
不眠による日常生活への影響	いろいろと考えて，一度目が覚めてしまうと，なかなか眠れないのですね．眠れないことで，日々の生活に影響はありませんか？	昨日も眠れていないので，日中も身体がだるいし頭がぼーっとしました．だから，身体がしんどくて何もやる気が起きなくて，2時間くらい昼寝をしないとつらいです
過去の睡眠パターン	今までは，何時に寝て，何時に起きていましたか？	元気だったときは，23時過ぎに布団に入って，5時過ぎぐらいに起きていました．6時間くらい寝ていましたね
不眠への対応の希望の確認と，睡眠に対するEさんの希望の確認	しっかりと夜眠れるようにお手伝いをしたいと思うのですが，Eさんは，長く眠れること，深く眠れることのどちらを大切にしたいですか？　それとも両方大切にしたいですか？	睡眠時間は6時間ぐらいあれば一番良いですが，それよりも眠ることができて，すっきりと目覚めたいです．先生にはあと1週間ほどで退院できるかなと言ってもらっていますが，退院したら，お父さんに全部任せるわけにもいかないし，動けなくなるまでは日中は家事もしたいと思っています

✤ フィジカルアセスメント

- **疼痛**：入院後，オキシコドン徐放剤にスイッチングしたことでNRSは0～1まで改善しています．ここ3日間は，夜間にレスキュー薬を使用せずに過ごせています．
- **排泄状況**：排便は1回/日あり，コントロール可能です．排尿は8～10回/日，夜間に4～5回行く日もあります．排尿困難感などはありません．
- **睡眠に関するその他の症状**：いびきや睡眠時の呼吸状態の変化はみられません．また，睡眠時のむずむず感や足のぴくつきなどもみられません．
- **バイタルサイン**：血圧・脈拍・呼吸ともに問題はありません．

✤ 検　査

- **血液検査データ（重要な項目のみ抜粋）**：［肝機能］AST 132 IU/L，ALT 205 U/L，

γ-GTP 65IU/L（肝機能および薬物の肝代謝機能を確認：肝機能は上昇），[**腎機能**] BUN 19mg/dL，Cr 0.73mg/dL（腎機能および薬剤の腎排泄機能を確認：異常なし），[**電解質**] K 4.1mEq/L，Na 135mEq/L，Ca 9.1mg/dL（電解質バランスの評価：異常なし），[**栄養状態**] Alb 4.3g/dL，TP 7.0g/dL（栄養状態の評価：正常），[**入院時のX線**] 腸管閉塞を思わせる所見はなし．

推　論

不眠は，入眠や睡眠の維持の問題によって，日常生活に影響が現れる状態のことをいいます．不眠が続くと，疲労や倦怠感，集中力の低下などの身体症状のみならず，抑うつや不安などの精神的な問題にも発展する可能性があります[1]．そこで看護師は，Eさんに適した不眠へのケアにつなげるために，①不眠のタイプを見極め，②日常生活への影響を評価し，③不眠の原因を把握した上で，④Eさんの希望を踏まえて不眠の緩和の方向性を検討していきました．

✤ 不眠のタイプを見極める

不眠のタイプを図1に示します．Eさんは，ゾルピデム（マイスリー®）内服後30分程度で眠れると話し，内服をすることで寝つきは良い様子です．しかし，内服しても2時間ほどしか睡眠できておらず，寝ようとしても目が覚めてしまい再入眠ができない状態である**中途覚醒**に該当します．また，ここ2，3日は，ゾルピデム（マイスリー®）を追加しても4時半頃に目覚めるため，早朝覚醒も認めます．ゾルピデム（マイスリー®）

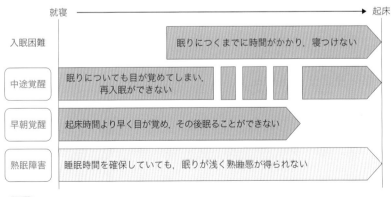

就寝　　　　　　　　　　　　　　　　　　　　　　　　　　　起床

入眠困難	眠りにつくまでに時間がかかり，寝つけない
中途覚醒	眠りについても目が覚めてしまい，再入眠ができない
早朝覚醒	起床時間より早く目が覚め，その後眠ることができない
熟眠障害	睡眠時間を確保していても，眠りが浅く熟睡感が得られない

図1　不眠のタイプ

表1　5つのPによるEさんの不眠の原因のアセスメント

Physical	身体的	疼痛は入院後に改善し，夜間の痛みの増強はみられない．また，上行結腸がん，腹膜播種があるが，消化管閉塞をきたしている所見はなく，直接的な身体的要因はなさそうである
Physiological	生理的	「日中に2時間ぐらい昼寝をしないとつらい」という発言があり，夜間に眠れていないために，睡眠-覚醒リズムの悪循環をきたしている可能性がある．また排尿障害はないが，眠れないために何度もトイレに行っており，夜間頻尿となっている 加えて，眠れないときにテレビをみており，光や音の刺激が再入眠を妨げている可能性がある
Psychological	心理的	「これからまたがんが大きくなると痛みが強くなるのかな，あとどのくらい生きられるのかなと考えて不安になる」「さらに元気に動けなくなってきた感じがして，この先自分の身体がどうなるのかとか」と話しており，がんの進行や死への不安な気持ちが不眠につながっている可能性がある
Psychiatric	精神医学的	受け答えの様子から，意識障害や認知障害などもなく，せん妄状態ではないと判断される．不安障害や適応障害の既往はない
Pharmacological	薬理学的	降圧薬を内服しているが，15年前から継続しているため影響は最小限であると考えられる

は本来2時間程度の半減期のため，入眠が難しい場合に効果的ですが，Eさんの希望する6時間程度の睡眠を確保するには不十分な様子が伺えます．また，「この病気になってから今日までしっかりと眠れている感覚がない，最近は特にそう感じる」と話しており，熟眠障害も生じている状態であると考えました．

✤ 不眠による日常生活への影響

Eさんへの問診の結果，「昨日は日中も身体がだるいし頭がぼーっとした」と話しており，不眠による倦怠感や集中力の低下がみられます．また，「身体がしんどくて何もやる気が起きない」という発言から，意欲の低下も伺えます．不眠に伴って生活に支障をきたしており，早急に不眠を改善する必要があると考えられました．

✤ 不眠の原因を見極める

不眠は，複数の原因が合わさって生じることが多いため，その原因を丁寧に検索する必要があると考えました．表1に示す不眠の5つのPに沿って，Eさんの不眠の原因を評価しました．その結果，Eさんの不眠には，主に今後のがんの進行や死に関わる不安が関連していると考えられました．また，不眠に伴う夜間頻尿や，夜中に覚醒した際のテレビの視聴による光や音の刺激が不眠を助長している可能性があります．そして，不眠に関連する睡眠時無呼吸症候群，レストレスレッグス症候群などの疾患の可能性に

ついても検討を行いました．夜間睡眠時の激しいいびきや呼吸の停止などはみられず，睡眠時無呼吸症候群の可能性は低いと考えられました．また，足のぴくつきやむずむず感がある場合は，睡眠関連運動障害の１つであるレストレスレッグス症候群が疑われますが，現時点でそのような訴えは認めません．そのため，上記の不眠を伴う他疾患の疑いは低いと判断しました．

不眠の緩和の方向性を考える

Ｅさんの不眠の主な原因は不安であり，不安の軽減効果や鎮静効果がある薬剤がよいのではないかと考えました．また，Ｅさんは「6時間程度」の睡眠を希望していますが，睡眠時間よりも「しっかり眠り，すっきり目覚める」ことをより強く希望しています．さらに，退院後の自宅での生活を見据えて，日中家事などができるようにしっかり起きることを重視しています．そこで，6～7時間の効果持続時間がある睡眠薬を調整することが望ましいのではないかと考えました．しかしＥさんは80歳代前半と高齢であり，せん妄発症のリスクが高いため，せん妄の発症リスクの低い薬剤を選択する必要があると考えられます．また，肝機能が低下傾向であるため，薬剤の効果が遷延する可能性も視野に入れた薬剤選択が必要であると考えました．

推論の検証

夜勤明けに申し送りを行い，夜間の様子とＥさんへの問診，推論の情報をもとに医師と薬剤師に相談をしました．そして，入院8日目の夜から抗うつ薬であるトラゾドン（レスリン®）25mg 1錠が処方されることになりました．トラゾドン（レスリン®）は，眠気を促しながらもせん妄予防効果をもつことで高齢者にも使いやすく，さらに薬剤の半減期は6～7時間であるため，Ｅさんの希望する睡眠時間も確保できるのではないかという理由から選択されました．また看護師は，Ｅさんの不安の訴えや夜間頻尿の状況についても報告し，不眠の原因になっている可能性があることを共有しました．医師，看護師，薬剤師で連携し，これらの不眠の原因を解消しつつ，退院までに不眠が解決できるように支援するという共通目標を設定しました．

問題の判断

Ｅさんは，中途覚醒や早朝覚醒，熟眠障害によって日常生活にも支障をきたしているため，すぐに不眠を解消する必要があります．不眠の原因は，がんの進行や死に対する

不安といった心理的な原因が大きい様子です．不安を軽減する支援を行うとともに，不眠によって夜間頻尿があるため排泄障害への対応も必要と考えます．さらに，夜間に起きるとテレビをみて不安な気持ちを紛らわせようとしており，光や音の刺激が不眠をさらに助長している可能性があります．そこで，眠りやすい環境を整える生活指導も併せて行うこととしました．

提供した看護と評価

❖ 提供した看護

▶睡眠薬の変更および効果と副作用の評価

入院8日目の夜からトラゾドン25mg（レスリン®）1錠が開始されました．トラゾドン（レスリン®）は，眠気が強く出る可能性があるため，転倒しやすくなります．Eさんにもそのことを伝え，トイレに行く際には必ずナースコールをしてもらうように説明しました．また降圧剤を使用しているため，低血圧の出現に特に注意しながら副作用の観察を行いました．

▶不安への対応

Eさんが抱えている不安に関して，共感的に関わりました．またEさんに，心の症状をみる専門家に話を聞いてもらうこともできると伝えました．Eさんは不安な思いを聞いてもらいたいと希望したため，緩和ケアチームに介入を依頼することになりました．

▶睡眠衛生指導

テレビの音や光の刺激によって余計に眠れなくなる可能性があることを伝え，寝る前や夜中はテレビの視聴をできるだけ避けるように説明しました．また，日中の昼寝の時間は15時前の30分以内におさめ，適度な運動と規則正しい食習慣を心がけることが良い睡眠にもつながることを説明しました．そして，睡眠時間にこだわりすぎず，Eさんに眠りへの満足感があるかどうかで評価することが重要であることを伝え，質の良い睡眠がとれるように一緒に調整していくことを保証しました．

▶夜間頻尿への対応

夜間，コーヒーなどのカフェインを含む飲み物や，多量の飲水はできるだけ控えるように伝えました．また，夜間頻尿に対しても薬剤を希望するかどうかEさんに確認しました．Eさんは「あまり薬を増やしたくない」と話し，まずは睡眠薬を変更した様子をみて，その後も頻尿が続くようであれば内服を検討することになりました．

✤ 評　価

　Eさんは，22時半にトラゾドン（レスリン®）を内服しました．その後，副作用症状はなく，夜間に排尿で目覚めることもなく，5時半まで眠れました．Eさんは，「しっかり眠れて，いつもよりすっきり起きました」と話しました．Eさんの不眠のタイプと原因をアセスメントし，希望に応じた睡眠が確保できるように調整することで，Eさんの睡眠の質が改善できました．

臨床推論の \落とし穴/

　緩和ケアの対象となる高齢のがん患者の不眠には，せん妄のリスクのない薬剤を選択することが重要です．特に，ベンゾジアゼピン系の睡眠薬はせん妄の発症リスクを高めるため[2]，高齢のがん患者にはできるだけ使用を控えます．なお，ベンゾジアゼピン系の睡眠薬とは，ベンゾジアゼピン受容体に働き，神経伝達物質のGABAの働きを強めて眠気をもたらす薬剤です．また，ベンゾジアゼピン受容体に働くという薬剤の作用機序は同じですが，ベンゾジアゼピン骨格という構造をもたない非ベンゾジアゼピン系の睡眠薬もあります．こちらもせん妄を引き起こす可能性があるため，同様に注意が必要です．表に示す薬剤は，臨床でよく使用されているベンゾジアゼピン系および非ベンゾジアゼピン系の睡眠薬ですので，参考にしてください．

表　ベンゾジアゼピン系および非ベンゾジアゼピン系の睡眠薬

タイプ	効果時間	薬剤名
ベンゾジアゼピン系	超短時間作用型	トリアゾラム（ハルシオン®）
	短時間作用型	ブロチゾラム（レンドルミン®）
		リルマザホン（リスミー®）
		ロルメタゼパム（エバミール®，ロラメット®）
	中間作用型	エスタゾラム（ユーロジン®）
		フルニトラゼパム（サイレース®）
	長時間作用型	クアゼパム（ドラール®）
非ベンゾジアゼピン系	超短時間作用型	ゾルピデム（マイスリー®）
		ゾピクロン（アモバン®）
		エスゾピクロン（ルネスタ®）

文　献

1) Savard J, et al : Insomnia in the Context of Cancer : A Review of a neglected problem. J Clin Oncol **19** (3) : 895-908, 2001
2) Gaudreau JD, et al : Psychoactive medications and risk of delirium in hospitalized cancer patients. J Clin Oncol **23** (27) : 6712-6718, 2005

睡眠導入薬

01 エスゾピクロン

エスゾピクロンの特徴

- ゾピクロンの光学異性体で，ゾピクロンより少量で効果が期待でき，副作用が少ない．
- 中枢神経系の $GABA_A$ 受容体複合体のベンゾジアゼピン結合部位に結合し，催眠効果を発揮する．
- 受容体選択性が高く，他のベンゾジアゼピン系薬に比して副作用が少ない．
- ベンゾジアゼピン骨格を有しない Z ドラッグである．
- 用量依存的に効果が期待できる．

相互作用

- 本剤は，主として薬物代謝酵素 CYP3A4 で代謝される．

錠　剤	⊗⊗

主な商品名

ルネスタ® 錠

1mg，2mg，3mg

適　応

● 不眠症．

用法・用量

ルネスタ®錠 　1mg，2mg，3mg	・通常，成人にはエスゾピクロンとして1回2mgを，高齢者には1回1mgを就寝前に経口投与する ・成人では1回3mg，高齢者では1回2mgを超えないこととする

体内動態

● 最高血中濃度到達時間：1.0（0.5〜2.0）時間（2mg，初回投与時）
● 血中濃度半減期：5.08±1.62時間（2mg，7日間反復投与時）
● 効果発現時間：30分以内
● 効果持続時間：特になし

看護の視点から注意すること

▶服用（与薬）に際して

● 同系統のゾピクロン（アモバン®）に比べると苦味はやや弱いが，本剤も苦味がある．錠剤の表面をフィルムでコーティングし，苦味を感じにくくしているので，服用時に口の中で舐めたり，噛んで割ったりすると，コーティングが剝がれて苦味を感じる可能性がある．そのため，服用時は錠剤をそのまま適量の水とともに速やかに飲み下すことが望まれる．高齢者にも比較的安全に使用できる．

▶効　果

● 超短時間作用型なので，入眠困難がある（寝つきが悪い）が入眠後は中途覚醒せず朝まで眠れる患者には適している．効果は短時間なので朝の持ち越し効果が少ないとされているが，ゾルピデムに比べると半減期が長いので，入眠障害と中途覚醒にも適し

ているとされる.
● 夜間目が覚めたときに飲んでも朝に残らない睡眠薬という意味で, 内服時間が少々遅くても使用することがある.

▶ 副作用
● 筋弛緩作用が弱く, 脱力や転倒などの副作用が少ないとされている.

睡眠導入薬
ゾルピデム

ゾルピデムの特徴

- 本剤はω_1（BZD1）受容体に対して選択的な親和性を示し，GABA$_A$系の抑制機構を増強する．
- ベンゾジアゼピン骨格を有しないZドラッグである．
- 受容体選択性が高く，他のベンゾジアゼピン系薬に比して副作用が少ない．
- せん妄の副作用がやや多いとされている．

相互作用

- 本剤は，主として薬物代謝酵素CYP3A4および一部がCYP2C9，CYP1A2で代謝される．

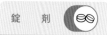

錠　剤	

主な商品名
....

マイスリー®錠
5 mg，10 mg

適　応

● 不眠症（統合失調症および躁うつ病に伴う不眠症は除く）．

用法・用量

マイスリー®錠 5 mg，10 mg	・通常，成人にはゾルピデム酒石酸塩として 1 回 5〜10 mg を，高齢者には 1 回 5 mg から就寝直前に経口投与する ・1 日 10 mg を超えないこととする

体内動態

● 最高血中濃度到達時間（単回投与）：0.8±0.3 時間（5 mg，健康成人空腹時）
● 血中濃度半減期（単回投与）：2.06±1.18 時間（5 mg，健康成人空腹時）
● 効果発現時間：30 分以内
● 効果持続時間：特になし

看護の視点から注意すること

▶ 服用（与薬）に際して

● 超短時間作用型なので，入眠困難があるが入眠後は中途覚醒せず，朝まで眠れる患者に適している．効果は短時間なので，朝の持ち越し効果が少ないとされている．ふらつきは弱く安全という印象だが，せん妄の惹起がありうることを念頭に置いておく．

▶ 効　果

● ゾルピデムは最高血中濃度到達時間が約 1 時間と非常に短く，すばやい入眠作用がある．この最高血中濃度の時期には催眠作用とともに，ふらつき，転倒，健忘などの副作用も生じやすくなるので，観察に注意が必要である．薬理学的には，筋弛緩作用がないので転倒のリスクが少ない薬剤とされているが，抗不安効果がないため不安の強い患者の不眠では効果が得られないことがある．

▶副作用
- 興奮や攻撃性などの奇異反応，せん妄，易疲労感，認知機能の低下，一過性健忘，休薬時の離脱症状のほか，肺炎の増加や，超短時間型ベンゾジアゼピン系薬（特にゾルピデム）での睡眠中の異常行動など，ベンゾジアゼピン系薬の副作用は多岐にわたる．代謝速度の遅延する高齢者では，転倒リスクの上昇が指摘されている．
- ベンゾジアゼピン系薬の服用を中止したときに起こる離脱症状については，比較的軽度でよく現れる（60％程度）症状と，重篤な症状だが現れる頻度は20％程度と低いものがある．
- 軽度な症状を具体的に挙げると，不安，不眠，イライラ・焦燥などの精神症状と動悸，悪心・嘔吐，頭痛，ふるえ（振戦）などの身体症状がある．一方，重篤な症状としてはけいれん発作，記憶障害，見当識障害（場所や時間がわからなくなる），現実感の喪失，知覚の異常，幻覚・妄想などの精神病様状態などがある．
- 夜間に服用すると早朝にふらつき，転倒することがあるので，特に24時を過ぎてからは服用しないように患者に伝える．

▶その他
- 不安もあって眠れないという患者には，抗不安効果がないので，従来の睡眠薬の方がよい場合がある．

睡眠導入薬
03 ブロチゾラム

ブロチゾラムの特徴

- ベンゾジアゼピン系の代表的な睡眠導入剤である.
- 中枢神経系の $GABA_A$ 受容体複合体のベンゾジアゼピン結合部位に結合し，催眠効果を発揮する.
- 催眠，抗不安，抗けいれん作用は強く，筋弛緩作用は比較的弱いとされている.
- 不安で眠れない場合に多く使用される.

相互作用

- 本剤は，主として薬物代謝酵素 CYP3A4 で代謝される.

錠　剤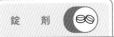

主な商品名
....

レンドルミン® 錠
0.25mg

レンドルミン® D 錠
0.25mg

適　応

● 不眠症，麻酔前投薬.

用法・用量

レンドルミン®錠 0.25mg	通常，成人には1回ブロチゾラムとして0.25mgを就寝前に経口投与する
レンドルミン® D 錠 0.25mg	

体内動態

● 最高血中濃度到達時間：約1.5時間（健康成人）
● 血中濃度半減期（単回投与）：約7時間（健康成人空腹時）
● 効果発現時間：30分以内
● 効果持続時間：特になし

看護の視点から注意すること

▶ 服用（与薬）に際して

● レンドルミン® D は口腔内崩壊錠なので，嚥下しにくい場合にも使用できる. 舌の上に載せ，唾液を浸潤させて舌で軽くつぶすことにより，崩壊後唾液のみで服用可能である. 嚥下が難しい患者には，口腔ケアを実施し，口腔内の湿潤を保った後に投薬する.

▶ 効　果

● ベンゾジアゼピン系の代表的な睡眠導入剤であり，入眠障害，中途覚醒に用いられる. 抗不安作用もあるので，不安やストレスが強くて不眠となっている場合などに適して

いるとされる．睡眠作用，抗不安作用ともに強いエチゾラム（デパス®）に比べて，依存性は低いとされている．

▶副作用

- 主な副作用は，持ち越し効果（残眠感），ふらつき，頭重感，だるさ，めまい，頭痛，倦怠感などである．加えて，筋弛緩作用もあるので，翌朝まで転倒・転落に留意する．せん妄の発現を助長する場合があるので留意する．連用により薬物依存を生じることがあるので，観察を十分に行い，用量および使用期間に注意し慎重に投与する．短期間投与が望まれる．一過性前向性健忘やもうろう状態が現れることがあるので，高齢者などでは，少量から開始するなど慎重に投与する．肺性心，肺気腫，気管支喘息および脳血管障害の急性期で呼吸機能が高度に低下している場合は，慎重投与とされている．

▶その他

- 薬物代謝酵素 CYP3A で代謝され分解されるので，同じ酵素で代謝される薬剤は併用注意とされる（抗真菌薬，抗菌薬，パーキンソン病治療薬など）．

文　献

1）小川朝生ほか（編）：内科医のための 不眠診療はじめの一歩．羊土社，2013
2）上村恵一ほか：がん患者の精神症状はこう診る　向精神薬はこう使う．じほう，2015
3）稲田　健（編）：本当にわかる精神科の薬はじめの一歩，第3版．羊土社，2023
4）森田達也：緩和治療薬の考え方，使い方 Ver.3．中外医学社，2021

睡眠導入薬
レンボレキサント

レンボレキサントの特徴

- オレキシン受容体に作用し，脳を覚醒状態から睡眠状態へ移行させ，睡眠を誘発する．
- 健康成人および健康高齢者いずれにおいても，プラセボと比較して本剤に統計学的に有意な運転能力に対する影響は認められなかった．
- 本剤 10，20 または 30 mg を投与したとき，本剤の薬物嗜好性およびその他の乱用傾向に関する主観的評価はプラセボより高く，ゾルピデム 30 mg およびスボレキサント 40 mg と同程度であったため，高用量の投与は注意が必要である．

相互作用

- 本剤は主に薬物代謝酵素 CYP3A によって代謝される．
- CYP3A を中程度または強力に阻害する薬剤（フルコナゾール，エリスロマイシン，ベラパミル，イトラコナゾール，クラリスロマイシンなど）との併用は，患者の状態を慎重に観察しながら行う．

錠　剤

主な商品名
....

デエビゴ® 錠
2.5mg, 5mg, 10mg

適　応

● 不眠症.

用法・用量

デエビゴ®錠 2.5mg, 5mg, 10mg	・通常，成人にはレンボレキサントとして１日１回5mgを就寝直前に経口投与する ・１日１回10mgを超えないこととする

体内動態

● 最高血中濃度到達時間：1.0（0.5〜6.0）時間（10mg，初回投与時）
● 血中濃度半減期：47.4±13.9時間（10mg，14日間反復投与後）
● 効果発現時間：30分以内
● 効果持続時間：数日

看護の視点から注意すること

▶服用（与薬）に際して

● 服用から30分ほどして自然な眠気が強まるので，即効性が期待できる．服用時間を早めることで問題が生じることは少ない．効果発現時間が早いために，いつでも就寝できる状態になってから早めに服用することが望まれる．明け方になると効果が薄れて目が覚めるのが一般的である．一般的には，5mgから始め，症状によって適宜増減することになっているが，個人差もあり，効果が強すぎて翌日に残ってしまう場合は2.5mgに減量する.

▶効　果

● 自然な眠気を強くする効果があり，中途覚醒や早朝覚醒，熟眠障害に有効とされている．同じタイプのスボレキサント（ベルソムラ®）と比較して，入眠障害に対しても効果が期待できる．依存性が極めて低いことが特徴.

▶副作用

● 夜間覚醒時に姿勢が不安定になる可能性や，注意力低下および記憶障害に注意する必要がある．翌日のふらつきおよび記憶力の悪化は少なく，翌朝の自動車運転能力の低下はない．半減期が比較的長く，少し朝方に眠気が残る，悪夢，睡眠時麻痺（金縛り）などがみられることがある．

● 依存性の高い睡眠薬をすでに服用している場合，この薬に少しずつ置き換えていくことができることを患者に説明する．

睡眠導入薬
05 ラメルテオン

ラメルテオンの特徴

- 本剤はメラトニン受容体アゴニストであり，昼夜逆転（概日リズム睡眠障害）の改善が期待できる．
- 本剤はGABA$_A$受容体をはじめとするGABA，セロトニン，ドパミン，ノルアドレナリンおよびアセチルコリンなどの神経伝達物質受容体に対して親和性を示さない．
- 本剤の投与によりプロラクチンが上昇するので，月経異常，乳汁漏出または性欲減退などが認められた場合には，投与を中止するなど適切な処置を行う．
- 患者に対して生活習慣の改善を指導するとともに，投与開始2週間後を目処に入眠困難に対する有用性が認められない場合は有効性および安全性を評価し，漫然と投与しないこと．

相互作用

- 本剤は，主として薬物代謝酵素CYP1A2が代謝に関与し，サブファミリーおよびCYP3A4もわずかに関与している．

錠　剤　⊗⊗
主な商品名
ロゼレム® 錠 8mg

適　応

- 不眠症における入眠困難の改善.

用法・用量

ロゼレム®錠 8mg	通常，成人にはラメルテオンとして 1 日 1 回 8mg を就寝直前に経口投与する

体内動態

- 最高血中濃度到達時間（単回投与）：0.75 時間（8mg，健康成人空腹時）
- 血中濃度半減期（単回投与）：0.94±0.18 時間（8mg，健康成人空腹時）
- 効果発現時間：臨床試験では 1 週間後にプラセボと有意差あり
- 効果持続時間：2 週間

看護の視点から注意すること

▶服用（与薬）に際して

- 原薬であるラメルテオンは，光に対して不安定であることから，フィルムコーティング剤となっている．粉砕可能であるが，粉砕後の薬剤は遮光すべきとされている．ベンゾジアゼピン系薬と比べると総合的な催眠作用は弱いが，超短時間作用型のように，入眠までの時間の短縮と総睡眠時間の延長といった効果を有する．また，ベンゾジアゼピン系薬で懸念される反跳現象，依存，認知機能への影響や筋弛緩作用，奇異反応などは認めない．体内時計に作用して睡眠覚醒リズムを調整する作用があるが，その効果判定には 2 週間必要であるとされている．内服時間については，通常の就寝前より早い時間に内服すると効果が高いとも言われている．空腹時に経口投与された後，急速に吸収され，約 1 時間で最高血中濃度に到達し，半減期が 1〜2.6 時間と非常に短いため入眠困難を適応としている.

▶効　果

● 処方の対象は，入眠困難のある不眠症である．投与を開始して 1～2 週間を目安に有効性を評価するとされており，予後のかなり短い患者には適さないかもしれない．経口薬しかないことからも，ある程度の期間は内服できることが前提となる．

▶副作用

● 一般的な睡眠導入薬であるベンゾジアゼピン系薬にみられる筋弛緩効果がない．転倒や呼吸抑制のリスクがなく，高齢者や慢性閉塞性肺疾患など，従来の睡眠導入剤が使いにくかった症例の不眠に対しても使用することができる．抗うつ剤のデプロメール（フルボキサミン®）は，本剤の主な薬物代謝酵素である CYP1A2 を強く阻害するため併用禁忌とされている．

● 効果発現までに数日を要することがあるので，服用して 1 日だけで効果がないと服用を中断せず，経過をみるよう患者に伝える．

▶その他

● 最初は即効性のあるベンゾジアゼピン系薬などと本剤を併用し，入眠効果の得られた約 2 週間以降に，ベンゾジアゼピン系薬などを漸減，中止し，本剤のみを継続服用とする方法もある．また，すでに処方されているベンゾジアゼピン系薬を漸減，中止したい場合に，本剤の併用を開始し，その効果発現のみられる 2 週間後くらいから，ベンゾジアゼピン系薬を漸減，中止する方法もある．不眠を訴えているが今後せん妄発症が予想される場合には，身体疾患の急性期治療のため入院した高齢患者に対する事前のラメルテオン投与はせん妄発症のリスクを低減したとのデータもあり，本剤投与が推奨される．

睡眠導入薬
 トラゾドン

トラゾドンの特徴

- セロトニン 5-HT$_2$ 受容体遮断作用が比較的強く，うつ病・うつ状態に伴う睡眠障害を改善させる.
- 基礎実験では，ノルアドレナリンよりもセロトニンに対して強い取り込み阻害作用を示した.
- 高齢者の睡眠導入薬の第一選択薬の 1 つである.
- せん妄のハイリスク患者に対して選択されることが多い.
- 不眠症のなかでも，寝た気がしないといった熟眠障害に対して使用されることが多い.

相互作用

- 本剤は主に薬物代謝酵素 CYP3A4，CYP2D6 で代謝される.

錠　剤

主な商品名

デジレル® 錠
25mg，50mg

レスリン® 錠
25mg，50mg

適　応

- うつ病・うつ状態．

用法・用量

デジレル®錠 25mg，50mg	・通常，成人にはトラゾドン塩酸塩として1日75～100mg を初期用量とし，1日200mgまで増量し，1～数回に分割 経口投与する
レスリン®錠 25mg，50mg	・不眠時に投与する場合は25mgを眠前投与から開始する（添 付文書にない記載）

体内動態

- 最高血中濃度到達時間（単回投与）：3～4時間（100mg，健康成人食後経口投与）
- 血中濃度半減期（単回投与）：6～7時間（100mg，健康成人食後経口投与）
- 効果発現時間：数時間後
- 効果持続時間：数日以内

看護の視点から注意すること

▶服用（与薬）に際して

- 25mgと50mgがあり，睡眠導入剤としては1日1回25～50mgの投与が多い．三環系抗うつ剤であり鎮静催眠作用が強いので，睡眠導入剤として用いられている．ベンゾジアゼピン系薬を避けたい場合などに適している．抗うつ効果は一般に発現まで数週間かかるが，不眠の改善効果は数日以内で得られることも多い．

▶効　果

- 気分の落ち込みなど，うつ傾向のある患者の不眠の改善に適している．半減期が短い

ので比較的すっきり目が覚める．薬物依存の可能性が低く，高齢者にも使用可能である．重症患者などせん妄ハイリスクの場合では，ベンゾジアゼピン系の睡眠導入剤を用いるとせん妄発症を助長することがあるため，当初からせん妄への対策としてクエチアピンなどの抗精神病薬が使用される．しかし高血糖など副作用の出現が予想される場合は，トラゾドンなどの抗うつ薬が使用されることがある．

▶ 副作用
- めまいやふらつきを生じることがある．他の抗うつ薬との併用の場合，セロトニン症候群（不安感などの精神症状に加えて体の震えなどが加わる）を発症することがあるので注意する．特徴的な副作用として，ノルアドレナリンを遮断するため起立性低血圧により立ちくらみを生じることがある．注意深い問診が必要である．

▶ その他
- 今ひとつぐっすりと眠れない，という場合に追加する．ただし，保険診療上，「うつ」「うつ状態」には適応があるが，「不眠」にはないことに注意が必要である．

第 Ⅴ 章

せん妄を緩和する！

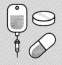

① せん妄に対する薬剤選択の考え方

アセスメント編

❖ 問診に入る前に，まず医師が考えること──予測を立てる

　医師は，せん妄を認める患者を治療する際，まず「せん妄の原因は何か？」を考えます．なぜなら，せん妄の原因を取り除くことこそ，せん妄を改善させる唯一の方法と言えるからです．

　せん妄の原因は，直接因子と呼ばれます．直接因子とは，身体疾患や薬剤，手術などのことで，実臨床ではこれらが引き金となってせん妄を発症します．したがって，患者にせん妄を認めた場合，血液生化学検査や画像検査，薬剤の確認などを行い，原因の特定に努める必要があります．また直接因子のみならず，促進因子の除去も極めて重要です．促進因子とは，不眠や疼痛，便秘，不安，環境変化など，患者にとって不快な要素のことで，せん妄の悪化や遷延化につながります．医療者には，直接因子の除去に加えて，促進因子についても積極的に取り除くことが求められます（表1）[1]．

❖ せん妄の原因を予測するために，医師がする4つのこと

　せん妄の原因を予測するために医師がすることは，せん妄の原因について十分な精査を行うことです．具体的には，①身体疾患の精査，②薬剤の見直し，③手術の有無の確認，④飲酒歴の聴取，の4つが挙げられます．

せん妄は原因を特定して取り除くことが一番

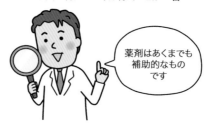

薬剤はあくまでも
補助的なもの
です

表1 せん妄の直接因子と促進因子

直接因子	身体疾患，薬剤，手術，アルコール（離脱）
促進因子	身体的苦痛（不眠，疼痛，便秘，尿閉，不動化，ルート類，身体拘束，視力/聴力低下など），精神的苦痛（不安，抑うつなど），環境変化（入院，ICU，明るさ，騒音など）

（井上真一郎：せん妄診療実践マニュアル　改訂新版．羊土社．p.123，2022 より引用）

▶身体疾患の精査

　まずは，身体疾患がせん妄の原因となっている可能性を考え，血液生化学検査や画像検査などを行う必要があります．特に，せん妄の発症によって隠れていた身体疾患に気づくことも多いため，十分な精査を行いましょう．

▶薬剤の見直し

　次に，がん患者では薬剤性せん妄が極めて多いことから，内服薬や注射剤を確実に見直すことが求められます．これについては，患者がせん妄を発症した少し前に投与または増量された薬剤だけでなく，もともと長期内服していた薬剤であっても，肝・腎機能の悪化や薬物相互作用などでせん妄の原因となる可能性があるため，十分注意しておきましょう．

▶手術の有無の確認

　手術がせん妄の原因になっている場合は，いわゆる術後せん妄と考えられるため，薬物療法がせん妄治療の主役となります．ただし，術後せん妄では手術以外の直接因子が見逃されやすいため，せん妄が長引く場合などは丁寧に確認する必要があります．

▶飲酒歴の聴取

　最後に，アルコール離脱せん妄は，実臨床で特に見逃されがちです．これは，普段から多量飲酒や連続飲酒があってもアルコール依存症という診断がついていない患者が多いことや，緊急入院では飲酒歴の聴取が不十分になりやすいことなどがその理由と考えられます．がん領域では，消化器系のがんや頭頸部がんの患者で多量飲酒を認めることがあるため，そのような患者では1日飲酒量や連続飲酒の有無など，アルコール離脱せん妄のリスクを十分評価しましょう．

❖ せん妄の原因による治療方針の相違

▶過活動型か低活動型か混合型か

　せん妄は，患者にみられる運動症状によって過活動型せん妄，低活動型せん妄，混合

型せん妄の３つに分けられます（表2）[2]．過活動型せん妄では不穏や徘徊などがみられる一方，低活動型せん妄では覚醒度の低下や活動性の減少が主たる症状です．がん患者では低活動型せん妄がみられやすく，特に終末期に近づくにつれてその頻度が高くなることが知られています[3]．

　過活動型せん妄では，ライン類の自己抜去や転倒・転落などが治療の妨げとなるため，興奮を緩和し夜間の睡眠を確保することを目標として，積極的に薬物療法が行われます．それに対して，低活動型せん妄では一日中傾眠となっていることが多いため，その治療目標は睡眠・覚醒リズムの構築にあります．なるべく翌日に眠気を持ち越さない薬剤で夜間の睡眠を確保することに加えて，リハビリテーションや採光などの非薬物療法を主体的に行い，日中の覚醒度を上げるように工夫しましょう．

低活動型せん妄とうつ病の違い

　低活動型せん妄では「口数が少なくなる」「周囲に対する関心が乏しくなる」「活動性が低下する」など，うつ病と似た症状が複数みられるため，よく混同されます．逆に，うつ病が重症化すると昏迷状態をきたすことがあり，声かけに対する反応が乏しくなるため，低活動型せん妄と間違えられるケースもまれながらあるようです．低活動型せん妄とうつ病は，発症・経過のほか，見当識障害や注意障害の有無などが鑑別のポイントです（表）[1]．また，低活動型せん妄はうつ病と異なり意識障害を認めることから，場合によっては脳波検査が有用です．

表　　**低活動型せん妄とうつ病の違い**

	低活動型せん妄	うつ病
発症・経過	急性（日単位）	亜急性（週単位）
日内変動	一日中傾眠か夜間に悪化	午前中に不調
意識	混濁	清明
見当識障害	あり	なし
注意障害	あり	なし
幻視	あり	なし

（井上真一郎：せん妄診療実践マニュアル　改訂新版，羊土社，p.123，2022 より引用）

表2	せん妄のサブタイプと症状

過活動型せん妄	低活動型せん妄	混合型せん妄
・活動性の量的増加 ・活動性の制御喪失 ・不穏 ・徘徊	・活動量の低下 ・行動速度の低下 ・状況認識の低下 ・会話量の減少 ・会話速度の低下 ・無気力 ・覚醒度の低下 ・引きこもり	・両者の症状を併せ持つ

(Meagher D, et al : A new data-based motor subtype schema for delirium. J Neuropsychiatry Clin Neurosci **20**（2）: 185-193, 2008 より引用)

▶アルコール離脱せん妄の場合

一般的なせん妄に対してベンゾジアゼピン系薬を投与すると，かえってせん妄の悪化を招くことになりますが，アルコール離脱せん妄の場合，逆にベンゾジアゼピン系薬による薬物療法が奏効します．これは，脳内でベンゾジアゼピン系薬とエタノールの作用する部位が近く，同じような働きをするからです．そこで，アルコール離脱せん妄では，ジアゼパムやロラゼパムなどを用いた薬物治療を行います．

▶可逆性せん妄か不可逆性せん妄か

がん患者のせん妄は，その直接因子が除去可能かどうかという観点から，可逆性せん妄と不可逆性せん妄に分けられます．直接因子が除去可能なものであれば「可逆性せん妄」と考えられるため，せん妄の改善を目標として積極的にその原因を取り除きます．ただし，直接因子の除去が難しい場合，治療可能性の低い「不可逆性せん妄」と考えられるため，不眠や興奮など，患者や家族にとって苦痛となる症状の緩和を目標とします．なお，がんの終末期に不可逆性せん妄がみられた場合，ほかに緩和の手段がない場合は，鎮静も選択肢の1つとなりえます．その際には，十分量のベンゾジアゼピン系薬などを用いて，間欠的鎮静や持続的鎮静を行います．

目標の共有編

✤ せん妄緩和の目標を多職種で共有する

せん妄の原因についてアセスメントを行った後は，それに基づいて治療を開始します．ただし，すでに述べたように，がん患者におけるせん妄では①せん妄のサブタイプ，②アルコール離脱せん妄の有無，③せん妄の可逆性，によってそれぞれせん妄緩和の目標

が大きく異なります．したがって，十分なアセスメントを行うだけでなく，治療開始前にその目標を明確にしておく必要があります．特に，せん妄は複数の要因で発症するため，できるだけ多職種で目標を共有しておくことが重要です．さらに，がんは進行性の疾患であるため，時期によって目標が変わる可能性を考慮して繰り返しアセスメントを行うとともに，家族とも十分共有しながらすすめましょう．

❖ 薬物療法の中止時期を多職種で共有する

　せん妄に対する薬物療法を開始したものの，どのタイミングで薬剤を減量・中止すべきかがわからず，結果的に漫然と投与されているケースが散見されます．せん妄の薬物療法は，あくまでも不眠や不穏などをターゲットとした対症療法です．一見すると，薬物療法によってせん妄が改善したかのように見えますが，そのような理解だと「薬剤を減量・中止すると，せん妄がまた現われるのでは？」となり，長期投与につながってしまうのです．

　冒頭で述べたように，せん妄はその原因を取り除くことによってのみ改善します．したがって，せん妄の原因が除去されたら，本来であれば薬物療法は不要と考えられます．そこで，たとえば高カルシウム血症によるせん妄の場合，カルシウム値が正常化した段階で薬物療法を中止すべきであり，このことについて多職種で共有しておくのがよいでしょう．

　ただし，不可逆性せん妄で鎮静を目的とする場合は，継続した薬物療法を行うことになります．

治療編

❖ いざ！　せん妄治療を開始

▶せん妄治療を始める前に

　せん妄の薬物療法では，主に抗精神病薬を用います．ただし，アルコール離脱せん妄や不可逆性せん妄ではベンゾジアゼピン系薬を用いることがあるため，まずはそれらのアセスメントを十分行った上で，治療方針を決定する必要があります．

　ここでは，がん患者における一般的なせん妄を想定して，薬剤選択のプロセスを具体的に説明します．まず，抗精神病薬の種類を決定しますが，その際には症状の程度や投与経路だけでなく，身体合併症，臓器障害，禁忌や相互作用などの確認が必要です（表3）．

　投与する抗精神病薬が決まったら，年齢や体格，身体的重症度などを参考にその用量を検討します（表4）．たとえば高齢者や身体的な重症度が高い場合，肝・腎機能障害

表3　薬剤選択の際に確認しておきたい身体合併症や臓器障害

身体疾患・臓器障害	推奨	留意点	理由
糖尿病	×	クエチアピン（禁忌）	糖尿病に禁忌
	×	オランザピン（禁忌）	
パーキンソン病	×	ハロペリドール（禁忌）	パーキンソン病に禁忌
	△	リスペリドン（慎重投与）	パーキンソン症状の悪化に注意
	△	ペロスピロン（注意）	
	○	クエチアピン	パーキンソン症状の悪化リスクが少ない
レビー小体型認知症	×	ハロペリドール（禁忌）	レビー小体型認知症に禁忌
	△	リスペリドン（慎重投与）	副作用（パーキンソン症状や過鎮静など）が起こりやすい可能性がある
	△	ペロスピロン（注意）	
	○	クエチアピン	副作用（パーキンソン症状や過鎮静など）が起こりにくい

表4　用量を決める際に確認しておきたいポイント

確認すべき項目	留意点	理由
高齢者	少量から開始する	効果が強く出すぎる可能性がある
体格（小）		
身体的重症度が高い		
肝・腎機能障害がある		
終末期におけるせん妄		
腎機能障害・透析中	リスペリドンを使う場合，少量から開始する	活性代謝産物が腎排泄のため，効果が遷延する可能性がある
パーキンソン病・レビー小体型認知症	リスペリドンやペロスピロンを使う場合，少量から開始する	パーキンソン症状などの悪化につながる可能性がある

を認めるケースなどでは，なるべく少量から開始します．

　なお，本邦でせん妄に保険適用を有する薬剤はチアプリド一剤のみですが，多くの臨床現場では，クエチアピンやリスペリドン，ハロペリドールなどがよく用いられています．このような乖離した実情を踏まえて，2011年に厚生労働省から「クエチアピン，リスペリドン，ハロペリドール，ペロスピロンの4剤について，器質性疾患に伴うせん妄・精神運動興奮状態・易怒性に対して処方した場合，当該使用事例を審査上認め

る」旨の通知が出されました．ただし，保険適用をもたないことに変わりはないため，これらの薬剤を用いる際は患者や家族に十分説明を行い，同意を得た上で投与することが望ましいと考えられます．

▶クエチアピンかリスペリドンか

せん妄の薬物療法では，抗精神病薬のなかでも特にクエチアピンとリスペリドンがよく用いられます．

クエチアピンは，抗幻覚・妄想作用は少ないものの，強力な鎮静作用を有する抗精神病薬です．また，半減期が短いため，翌朝への持ち越しが少ないというメリットがあります．さらに，振戦や動作緩慢といったパーキンソン症状が極めて少なく，安全性も高いと考えられます．リスペリドンは，強い抗幻覚・妄想作用を有する一方，鎮静作用は比較的軽度です．したがって過活動型せん妄に対する第一選択薬は，鎮静作用に優れたクエチアピンと考えられます．ただし，クエチアピンは糖尿病患者に対する投与が禁忌とされています．そのため，過活動型せん妄を認める患者では，まず糖尿病の有無を確認し，糖尿病がなければクエチアピン，糖尿病があればリスペリドン，という順番で薬剤を選択するのがよいでしょう．また，興奮は比較的軽度で幻覚・妄想が活発なせん妄患者の場合，リスペリドンが有効な可能性があります．

なお，各薬剤の特徴や使い分けの詳細については p.277 以降をご参照ください．

▶それ以外の抗精神病薬について

がん患者では，周術期や嚥下困難，悪心・嘔吐，イレウスなどのため，クエチアピンやリスペリドンといった内服薬の投与が困難なことがあります．その場合，注射薬のハロペリドールがよく用いられます．

ハロペリドールは，リスペリドンと同じく抗幻覚・妄想作用は強いものの，鎮静作用がやや弱い抗精神病薬です．したがって，ハロペリドールを増量したところで，十分な鎮静作用が得られないだけでなく，逆にパーキンソン症状などの副作用が懸念されます．そこで実臨床では，ハロペリドールの鎮静作用を補う目的で，ヒドロキシジンやフルニトラゼパムなどと併用することがあります．

このほか，舌下錠のアセナピン (p.286)，そして貼付剤のブロナンセリンテープ (p.289) なども，内服困難な際の選択肢となりえます．

✤ 薬物治療の開始後

▶適切なアセスメントを行う

医師は抗精神病薬による薬剤指示を出した後，その薬剤の効果や副作用に関する情報を看護師と共有した上で，積極的に指示の見直しを行います．医師は，せん妄に対して

表5　せん妄で用いる抗精神病薬の副作用（モニタリング項目）

副作用		観察項目
パーキンソン症状	転倒	手の震えや筋肉のこわばりなどはないか？
血圧低下		ふらつきはどうか？
過鎮静		朝の眠気はどうか？
過鎮静・嚥下障害	誤嚥性肺炎	食事中のむせはないか？
QT延長	失神・突然死	ふらつきや動悸はないか？
悪性症候群	意識障害・死亡	バイタルサイン（発熱・頻脈）やCPKの確認
アカシジア		落ち着きのなさはないか？
眼球上転		顔面の視診
便秘		排便の確認，腹部の診察（触診・聴診）
排尿困難		排尿回数や尿量の確認

　初めて薬剤指示を出した翌日に診察することはもちろん，薬剤の種類や量が固定できるまで，こまめに診察する必要があります．その際，夜勤帯の看護記録なども大いに参考となります．

　このように，薬剤の効果や副作用の評価では，ベッドサイドに最も近い立場である看護師が大きな役割を担っています．したがって，看護師は「投与された薬剤にどのような効果や副作用がみられる可能性があるのか」だけでなく，「その副作用が具体的にどのようなエピソードとなって現れるのか」も含めて，観察すべき項目内容を把握しておきましょう（表5）．そして，その情報を医師と確実に共有することが求められます．

▶漫然とした投与を避ける

　すでに述べたように，せん妄に対して投与された薬剤は，原則としてせん妄の直接因子が取り除かれた段階で速やかに減量・中止すべきです．抗精神病薬が長期間投与されることによって，遅発性ジスキネジア（服薬開始後，数ヵ月や数年経過してから生じる，「口をモグモグさせる」「舌の突出」などの副作用）が出る可能性もあるため，十分注意が必要です．

　せん妄で用いた薬剤を減量・中止するタイミングの具体的な目安は，①直接因子が取り除かれたとき，②朝に眠気が残るようになってきたとき，③退院時，の3つです．

　①については，すでに解説したとおりです．②については，身体が本来の状態に戻ってくると，もともとは飲んでいなかった薬のため，その効果が強く現れてくることがあります．そこで，朝に眠気が残るようになってきた場合は，積極的に減量・中止を検討し

ましょう．患者にも，「だんだん身体が良くなって睡眠がとれてくると，もともとは飲んでいなかった薬なので，その効果が朝に残るようになってきます．それは，いわば『薬が多すぎる』という身体からのサインと考えられるため，もし朝に眠気が残ってくるようであれば教えてください」と伝えておくのがよいでしょう．

　③については，身体症状が改善しての退院であれば，薬剤の継続内服は原則として不要と考えられます．念のため，退院時に1週間分くらい処方しておき，自宅で自己調整してもらうのがよいでしょう．

文　献

1）井上真一郎：せん妄診療実践マニュアル　改訂新版．羊土社．p.123．2022
2）Meagher D, et al：A new data-based motor subtype schema for delirium. J Neuropsychiatry Clin Neurosci **20**（2）：185-193．2008
3）Meagher D：Motor subtypes of delirium：past, present and future. Int Rev Psychiatry **21**（1）：59-73．2009

2 看護師が行うせん妄の緩和と薬の考え方

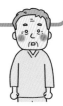

事例　Ｆさん，70歳代前半，男性．PS2で時折介助が必要．
高血圧の既往歴あり．温厚で穏やかな性格，
無職（元会社員，65歳で退職）．

【病　名】右中葉肺がん（扁平上皮がん），多発肝転移，骨転移，StageⅣ.
【現在までの経過】上記診断後，化学療法を施行するも新たに肝転移を認めたため
PD. 三次治療は希望せず，BSC*となった．自宅で過ごしていたが，昨夜より発
熱があり細菌性肺炎の診断で入院．入院後，O₂2L開始（鼻腔カニューレ），抗菌
薬および解熱剤が開始された．
【治療内容】
①肺炎に対して（本日〜）
・アンピシリン・スルバクタム配合（ユナシン®-S）1回3g，1日2回（朝・夕）
　を左末梢静脈ラインから点滴投与．
②発熱に対して（本日）
・アセトアミノフェン（アセトアミノフェン錠）1回200mg2錠，発熱時
　▶本日11時に38.2℃の発熱があり上記を使用，12時に36.9℃まで解熱．
③胸部痛および咳嗽に対して（2ヵ月前〜）
・ヒドロモルフォン（ナルサス®）2mg/日，1日1回（朝）
・レスキュー薬：ヒドロモルフォン（ナルラピド®）1mg/回，疼痛時
④便秘に対して（2ヵ月前〜）
・ナルデメジン（スインプロイク®錠）0.2mg，1日1回（朝）

手がかり

✤ 看護師の直感で気になったこと：せん妄ではないか？

　日勤の受け持ち看護師は，Ｆさんの入院直後に，せん妄になりやすい状態であるか，
表1に沿って評価しました．その結果，Ｆさんは高齢，StageⅣの進行がんであり，せ

---

* BSC：Best Supportive Care（最善の支持療法）

表1　Fさんのせん妄のなりやすさ

因子		Fさんの準備因子
高齢（70歳以上）	◎	70歳代前半のため該当
脳血管疾患の既往	×	なし
認知症やせん妄の既往	×	なし
重篤な身体症状	◎	進行がんのため該当
アルコール多飲歴，薬物乱用歴	×	なし

ん妄を発症しやすい状態にあると判断しました．そこで，夜勤の受け持ち看護師に，Fさんのせん妄発症のリスクが高いことと併せて，日中家族から聞き取ったFさんの日頃の様子（温厚で穏やかな方である）を申し送りました．これらの情報から，夜勤の受け持ち看護師は，夜勤帯でFさんのせん妄が発症する可能性を視野に入れて，注意深く観察することにしました．夕方の訪室時，Fさんは発熱もなく，家族と穏やかに談笑していました．しかし，看護師が21時頃に訪室したところ，Fさんが夕方に比べてぼんやりとした表情で，目つきも変わったように感じられました．また，末梢静脈ラインの刺入部を触ったりと，そわそわとして落ち着かない様子があり，とても気になりました．しばらく部屋で様子をみていると，Fさんは，鼻腔カニューレを外してベッドから立ち上がり，室内をうろうろし始めました．看護師が鼻腔カニューレをつけるように声をかけますが，立ち止まる様子もなく，返答がありません．しばらくFさんに付き添っていると，Fさんは末梢静脈ラインを抜去し，「家に帰らせてくれ！　ここはどこだ」と声を荒げて帰り支度をしようとしています．看護師は，病院で肺炎の治療中であることを伝えますが，Fさんは「明日は大事な仕事があるんだ．妻を呼んでくれ！」と大きな声で怒鳴っています．これらの様子をDSM-5-TRのせん妄の診断基準[1]に照らし合わせて検討し（表2），せん妄を強く疑いました．そこで看護師は，Fさんがせん妄を発症した可能性があることを担当医に報告しました．そして，Fさんの状況に適したケアと薬物療法を選択するために，フィジカルアセスメントを行いました．

❖ フィジカルアセスメント

- **21時時点のバイタルサイン**：体温37.9℃，血圧132/76mmHg，呼吸数22回/分，脈拍105回/分，O_2 2L下 SpO_2 98%，鼻腔カニューレを外すと SpO_2 93～95%に低下．また，右下肺野に肺雑音が聴取され，少量の粘稠痰を排出しています．
- **身体所見**：皮膚や眼球の黄染はなし．
- **身体症状**：胸部痛に対してヒドロモルフォンを使用中であり，NRS 0～1で経過して

表2 DSM-5-TR に基づく F さんの症状のアセスメント

DSM-5-TR のせん妄の症状	F さんの症状のアセスメント
環境の認識の減少を伴った注意の障害（注意を向けたり，物事に集中したり，注意を向け続けることが難しい）	・ぼんやりとしているが目つきが変わり，意識の変化が生じていると思われる ・また，看護師が鼻腔カニューレを装着するように促したり，肺炎の治療中であることを説明するが，その声かけや説明には注意を向けることが難しく，つじつまの合わない会話となっている．また，そわそわと落ち着きがない様子で，注意力を維持することが難しい様子も見受けられる
短期間のうちに出現し（通常数時間から），もととなる注意および意識水準から変化を示し，1 日の経過のなかで重症度が変化する	・日中は医療者や家族にも穏やかな様子で受け答えをしていたが，夕方になって急激に症状の出現を認めたため，せん妄の特徴的な発症形態を示している
認知の障害（例：記憶欠損，失見当識，言語，視空間認知の障害，知覚）	・夜間にもかかわらず，「家に帰らせてくれ！　ここはどこだ」と帰り支度をしようとしており，時間と場所に関する見当識が障害されている状態である．また，病院にいることや入院したという記憶が欠如している状態である．そのため，認知機能が障害されていると判断できる ・認知の障害も生じているが，日中にはこのような症状はみられなかったため，月～年単位で緩やかに発症する認知症とは異なる発症形態であり，認知症を除外した

〔髙橋三郎ほか（監訳）：せん妄．DSM-5-TR™ 精神疾患の分類と診断の手引．医学書院．p.282-287，2023 を参考に作成〕

います．時折咳嗽を認めますが，呼吸困難感の訴えはありません．

- **排泄状況**：便秘治療薬を使用中ですが 3 日間排便がなく，軽度の腹部膨満感の訴えがあります．排尿は 6 回/日程度であり，排尿困難感などの訴えはみられません．
- **PPI（Palliative Prognostic Index）を用いた予後予測**（表3[2, 3]，4[4]）：1ヵ月程度（22 日以上 42 日未満）の可能性が高いと考えられます．

✤ 検 査

- **入院時 X 線，CT**：腫瘍近辺に右中葉～下葉にかけて陰影があり，腫瘍に伴う細菌性肺炎と診断されました．脳転移を思わせる所見はありません．
- **入院時血液検査（重要な項目のみ抜粋）**：［**炎症反応**］CRP 7.8mg/dL，WBC 4.3×10^3/μL，好中球 75.5%，リンパ球 19.8%（感染に伴う炎症反応の評価および予後の評価：炎症反応の上昇），［**肝機能**］AST 32IU/L，ALT 40IU/L，γ-GTP 50U/L，T-Bil 0.7mg/dL，NH$_3$：63μg/dL（肝機能および薬物の肝代謝機能を確認：肝機能は軽度上昇），［**腎機能**］BUN 20mg/dL，Cr 0.82mg/dL（腎機能および薬剤の腎排泄機能を確認：異常なし），［**電解質**］K 4.6mEq/L，Ca 9.3mg/dL，Na 140mEq/L，

表3　PPI を用いた予後予測（波線部が F さんに該当する箇所）

		得点
Palliative Performance Scale（表4）[4]	10〜20	4.0
	30〜50	2.5
	60 以上	0
経口摂取量 （消化管閉塞のため高カロリー輸液を施行している場合は 0 点）	著明に減少（数口以下）	2.5
	中程度減少（減少しているが数口よりは多い）	1.0
	正常	0
浮腫	あり	1.0
	なし	0
安静時呼吸困難	あり	3.5
	なし	0
せん妄	あり（原因が薬物単独は除く）	4.0
	なし	0
	合計	5.0

得点	予測される予後
6.5 点以上	21 日以下（週単位）の可能性が高い
3.5 点以下	42 日以上（月単位）の可能性が高い

F さん：22 日以上 42 日未満の可能性が高そう

〔Morita T, et al：The Palliative Prognostic Index：a scoring system for survival prediction of terminally ill cancer patients. Support Care Cancer **7**（3）：128-133, 1999 および Morita T, et al：Improved accuracy of physicians' survival prediction for terminally ill cancer patients using the Palliative Prognostic Index. Palliat Med **15**（5）：419-424, 2001 を参考に作成〕

[**栄養状態**] Alb 4.1 g/dL，TP 6.5 g/dL（電解質・栄養状態の評価：異常なし），[**血糖値**] 空腹時血糖 97 mg/dL，HbA1c（JDS）5.1%（糖尿病の有無の評価：異常なし）．

推　論

　せん妄は，身体の生理学的な変化などが原因となり，急性に発症する意識障害を主として，注意の障害や認知障害などのさまざまな精神症状を引き起こす状態です[1]．つまり，せん妄は，患者の身体に変化が起きているサインとしても捉えることができます．せん妄による不穏や活動性が高まると，がんの治療や苦痛緩和のためのケアを妨げたり，転倒や転落のリスクを高めたりするため[5]，患者の身体への二次的な影響が及ぶ可能性もあ

表4 Palliative Performance Scale（PPS）（波線部がFさんに該当する箇所）

得点	起居	活動と症状	ADL	経口摂取	意識レベル
100	100%起居している	正常の活動が可能 症状なし	自立	正常	清明
90	100%起居している	正常の活動が可能 いくらかの症状がある	自立	正常	清明
80	100%起居している	いくらかの症状はあるが，努力すれば正常の活動が可能	自立	正常	清明
70	ほとんど起居している	何らかの症状があり 通常の仕事や業務が困難	自立	正常 または 減少	清明 または 混乱
60	ほとんど起居している	明らかな症状があり 趣味や家事を行うことが困難	時に介助	正常 または 減少	清明 または 混乱
50	ほとんど坐位か 横たわっている	著明な症状があり どんな仕事もすることが困難	しばしば 介助	正常 または 減少	清明 または 混乱
40	ほとんど臥床	著明な症状があり どんな仕事もすることが困難	ほとんど 介助	正常 または 減少	清明 または 混乱 または 傾眠
30	常に臥床	著明な症状があり どんな仕事もすることが困難	全介助	減少	清明 または 混乱 または 傾眠
20	常に臥床	著明な症状があり どんな仕事もすることが困難	全介助	数口以下	清明 または 混乱 または 傾眠
10	常に臥床	著明な症状があり どんな仕事もすることが困難	全介助	マウスケア のみ	傾眠 または 昏睡

〔Anderson F, et al：Palliative Performance Scale（PPS）：a new tool. J Palliat Care **12**（1）：5-11, 1996 を参考に作成〕

ります．また，患者のみならず，家族にとっても普段とは異なる患者の様子を目の当たりにすることは苦痛を伴う体験となります[6]．したがって，せん妄を早期に発見し，出現しているせん妄の特徴に応じたケアが求められます．そこで，夜勤の受け持ち看護師は①Fさんのせん妄の特徴（せん妄のタイプや原因）を見極めた上で，②せん妄のマネジメントの方向性を検討していきました．

✤ Fさんのせん妄の特徴を見極める

▶せん妄のタイプを見極める

Fさんの，ベッドで寝たり起きたりを繰り返す，部屋をうろうろと動き回るといった様子から，落ち着きがなく，活動量が増加していることが伺えます．加えて，看護師が動き回ることを制止しても行動を止めることができず，また鼻腔カニューレをつけることを促しても難しい状態です．これらの症状を図1[7]に照らし合わせて考え，過活動型

271

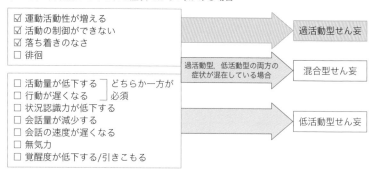

24時間以内に，以下のうち2つ以上の症状
（せん妄の出現前からみられる症状ではない）がある場合

☑ 運動活動性が増える
☑ 活動の制御ができない
☑ 落ち着きのなさ
☐ 徘徊

→ 過活動型せん妄

過活動型，低活動型の両方の
症状が混在している場合 → 混合型せん妄

☐ 活動量が低下する ┐どちらか一方が
☐ 行動が遅くなる ┘必須
☐ 状況認識力が低下する
☐ 会話量が減少する
☐ 会話の速度が遅くなる
☐ 無気力
☐ 覚醒度が低下する/引きこもる

→ 低活動型せん妄

図1　せん妄のタイプと特徴的な症状

☑ がFさんに該当する箇所．
〔Meagher D, et al：A new data-based motor subtype schema for delirium. J Neuropsychiatry Clin Neurosci **20**（2）：185-193, 2008 を参考に作成〕

せん妄であると判断しました．活動量の増加によって酸素吸入が適切に行えていない状況があり，肺炎の加療に影響する可能性がありそうです．

▶せん妄の原因を見極める

　Fさんのせん妄の原因について，表5に示すとおり，せん妄を引き起こす原因である「直接因子」，せん妄を起こしやすくする「促進因子」の視点で評価しました．その結果，今回のFさんのせん妄の直接因子は，細菌性肺炎およびそれに伴う発熱であると考えました．また，入院に伴う環境の変化，便秘による苦痛，点滴や酸素吸入などのチューブ類の拘束感がせん妄を生じやすくしていると考えました．

✤ Fさんのせん妄のマネジメントの方向性を考える

▶Fさんのせん妄に対するケアの目標を考える

　肝不全や腎不全など，せん妄の原因を治癒することが難しい場合は，薬物を使った対症療法が主となります．一方，Fさんのせん妄の主な原因は発熱を伴う肺炎です．Fさんの予後予測や身体の残存機能から考えて，肺炎からの回復が期待でき，せん妄も治癒できると考えました．よって，Fさんのせん妄に対するケアの目標は，肺炎の治療を積極的に行い，せん妄の原因を取り除くことであると考えました．加えて，Fさんは過活動型せん妄の症状によって酸素吸入が適切に行えておらず，呼吸状態が悪化して低酸素血症を招くと，さらにせん妄を悪化させるという悪循環にも陥る可能性があると判断し

表5　Fさんのせん妄の原因のアセスメント

<table>
<tr><th colspan="2">主な因子</th><th>Fさんのせん妄の原因のアセスメント</th></tr>
<tr><td rowspan="6">直接因子</td><td>**脳の器質的疾患**
・脳血管疾患
・脳転移
・脳炎・脳症など</td><td>・CT結果でも，脳転移は指摘されていない</td></tr>
<tr><td>**代謝性異常**
・肝不全
・腎不全，尿毒症
・電解質異常（高カルシウム血症，低ナトリウム血症など）
・低血糖・高血糖など</td><td>・肝転移があり，肝機能の低下を軽度認める．しかし，1ヵ月前の値から大きな変化はなく，またChild-Pugh分類を用いた肝機能の予備能力評価で良好であることが確認される
・現時点で，腎機能低下および電解質異常は認めない．また，糖尿病の既往はなく，現在の血糖コントロールも良好である</td></tr>
<tr><td>**薬剤性**
・オピオイド
・H_2ブロッカー
・向精神薬
・ステロイド薬など</td><td>・ヒドロモルフォンの使用開始から2ヵ月ほど経過しており，ここ最近で増量した経緯はない．また，ヒドロモルフォンの薬物代謝に関わる肝機能の悪化の影響も考えにくい．そのため，ヒドロモルフォンがせん妄を引き起こす原因となっている可能性は低いと判断した
・その他，H_2ブロッカー，向精神薬，ステロイド薬は使用していない</td></tr>
<tr><td>**感染症**
・尿路感染
・肺炎
・敗血症
・脳炎，髄膜炎など</td><td>・細菌性肺炎の診断がなされている．血液検査上でも炎症反応の上昇を認める．また，38℃台の発熱を認め，本日11時に解熱剤を投与しているが，再び37℃後半まで発熱しており，熱型の変化によってもせん妄が助長されている可能性がある</td></tr>
<tr><td>**低酸素血症**
・呼吸不全
・心不全など</td><td>・細菌性肺炎に伴い，SpO_2の低下を認める．酸素吸入を行っているが，肺炎の悪化やせん妄に伴って酸素吸入が効果的に行えない場合に，低酸素血症をきたす可能性がある</td></tr>
<tr><td rowspan="3">促進因子</td><td>**身体的要因**
・排泄障害（便秘，尿閉）
・疼痛
・脱水
・低栄養
・不眠
・視力・聴力の低下
・ドレーン・カテーテル類，持続点滴</td><td>・抗菌薬の点滴のルートや鼻腔カニューレによる拘束感などにより，せん妄の発症をきたしやすい状況となっている
・また，排便が3日間なく腹部膨満感の訴えもあり，排便がうまくコントロールされていないことに伴う苦痛がせん妄を助長している可能性がある</td></tr>
<tr><td>**精神的苦痛**
・恐怖
・不安
・抑うつ
・ストレスなど</td><td>・Fさんから直接の訴えはなく，精神疾患などの既往もないが，今回の身体的変化に伴い不安が生じている可能性がある</td></tr>
<tr><td>**環境的要因**
・入院などの環境変化
・照明
・騒音など</td><td>・本日入院したため，急激な環境の変化によってせん妄が生じやすくなったと考えられる</td></tr>
</table>

ました．この過活動型せん妄の症状を緩和するためにも，優先的に薬物療法を行う必要があると判断しました．

▶せん妄の薬剤の選択に関わる看護的視点からのアセスメント

　Fさんは過活動型せん妄で，症状は活動量の増加と興奮が中心であり，幻覚や妄想などを思わせる発言はありません．そこで，医師に上記の症状の特徴を伝えるとともに，鎮静作用の強い薬剤の使用を提案することにしました．また，薬物の投与経路について，抗菌薬投与用に入れていた点滴が抜去されてしまったため，再挿入が必要な状態です．しかし，Fさんは現在興奮状態であり，穿刺の刺激でせん妄の症状を増強させる可能性があるため，再挿入は困難であると考えました．現在も水分や食事でのむせはないため，経口での薬剤投与が可能であると評価しました．

推論の検証

　医師にもFさんを診察してもらったところ，Fさんは過活動型せん妄であると診断されました．せん妄の直接の原因は肺炎であると判断され，肺炎を治療すること，そして現在のせん妄症状を緩和することを目標としてケアにあたることになりました．また医師と病棟薬剤師には，臨床推論を踏まえて，現在は興奮や攻撃性が高いといった症状が主であり，幻覚や妄想などの症状はないこと，点滴を再挿入することは困難であり経口での薬剤投与がよいのではないかという点を伝えました．そして，糖尿病を有していないことを確認した上で，鎮静効果が期待でき，経口投与が可能なクエチアピン（セロクエル®）25mg 1錠が処方されました．また，夜間にせん妄症状が再燃した場合に備えてクエチアピン（セロクエル®）25mgの追加指示を受けました．

問題の判断

　Fさんは，過活動型せん妄によって鼻腔カニューレを外してしまうため，呼吸状態の悪化をきたし，さらにせん妄を増悪させるという悪循環に陥る可能性があります．また，活動性の増加によって転倒のリスクも高い状況です．そこで，Fさんの身体的負担を軽減するためにもクエチアピン（セロクエル®）によるせん妄の症状緩和が優先されます．また，発熱がせん妄を助長している可能性があるため，解熱も必要になります．加えて，Fさんにせん妄による二次的な被害が及ばないように，身体のモニタリングを行うとともに，環境整備による安全の確保が必要です．そして，せん妄の原因となっている肺炎およびせん妄を誘発している便秘を除去するためのケアも必要となると考えました．

提供した看護と評価

✤ 提供した看護

▶内服への支援

Fさんは興奮状態が生じているため，拒薬とならないように服薬ゼリーに混ぜてクエチアピン（セロクエル®）とアセトアミノフェンの内服を促しました．加えて，内服後はクエチアピンの副作用の有無を確認しました．また，Fさんは高齢で薬剤の効果が遷延する可能性もあることにも注意して，朝まで観察することを心がけました．

▶安全確保と環境調整

Fさんの転倒・転落を予防するため，ベッドの片側を壁に寄せ，片側からのみ立ち上がりができるようにしました．また，酸素チューブの配置を調整し，家族にも同意を得た上で離床センサーを使用することにしました．ハサミなどの危険物も除去しました．加えて，ルート類の拘束感を減らすため，抗菌薬の点滴投与を日中に終えられるように抗菌薬の投与時間を医師と調整しました．

▶せん妄症状への対応

夜勤の受け持ち看護師は，Fさんの行動を否定せず，Fさんがこれまで仕事を大事にしてきたという想いを尊重して関わりました．また家族には，せん妄の原因やその対応について説明を行い，不安の軽減に努めました．今回のせん妄は，治癒が可能である一過性のものであることも説明しました．

▶排便コントロール

医師に相談の上，翌日からエロビキシバット（グーフィス®）錠10mg 1日1回朝食前が開始されることになりました．腹部の不快感がせん妄を起こす因子となる可能性もあるため，できるだけ日中に排便ができるように調整することにしました．

✤ 評　価

Fさんは，クエチアピン（セロクエル®）使用後30分ほどして徘徊が落ち着き，50分後に入眠したため，酸素投与が継続できるようになりました．夜間は離床センサーを使用していましたが，覚醒することなく6時頃まで眠ることができ，翌日への持ち越しはありませんでした．Fさんは「昨日はいやな夢をみた気がする」と話し，せん妄様の症状は改善しました．せん妄を早期発見し，Fさんに起きているせん妄のタイプや原

因に応じたアセスメントによって，Fさんの苦痛を最小限にとどめることができました．

臨床推論の 落とし穴！

　せん妄の治療薬剤を考える際には，内服ができるか否か，糖尿病の有無の確認が欠かせません．図[8]に示すとおり，経口での投与が難しい場合はハロペリドール（セレネース®）が選択されます．内服が可能な場合には，必ず糖尿病の有無を確認し，糖尿病がない場合はクエチアピン（セロクエル®）やオランザピン（ジプレキサ®），ある場合はペロスピロン（ルーラン®）やリスペリドン（リスパダール®）の内服などが候補となります．患者の内服状況や既往，症状やせん妄のタイプに応じた薬剤を選択しないと，患者の苦痛緩和が遅れるばかりでなく，副作用を増強させてしまうことになります．主治医，薬剤師，精神科医などと協働して，効果的な薬剤使用を心がけましょう．

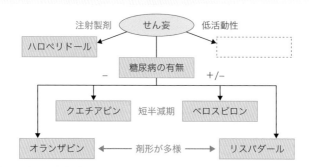

図　**せん妄の薬剤選択の考え方**

〔日本総合病院精神医学会せん妄指針改訂班（編）：B. 予防．せん妄の臨床指針〔せん妄の治療指針第2版〕，星和書店，p.100，2015 より許諾を得て転載〕

文　献

1）髙橋三郎ほか（監訳）：せん妄．DSM-5-TR™ 精神疾患の分類と診断の手引．医学書院，p.282-287，2023
2）Morita T, et al：The Palliative Prognostic Index：a scoring system for survival prediction of terminally ill cancer patients. Support Care Cancer **7**（3）：128-133, 1999
3）Morita T, et al：Improved accuracy of physicians' survival prediction for terminally ill cancer patients using the Palliative Prognostic Index. Palliat Med **15**（5）：419-424, 2001
4）Anderson F, et al：Palliative Performance Scale（PPS）：a new tool. J Palliat Care **12**（1）：5-11, 1996
5）Brand CA, et al：A 10-year cohort study of the burden and risk of in-hospital falls and fractures using routinely collected hospital data. Qual Saf Health Care **19**（6）：e51, 2010
6）Namba M, et al：Terminal delirium：families' experience. Palliat Med **21**（7）：587-594, 2007
7）Meagher D, et al：A new data-based motor subtype schema for delirium. J Neuropsychiatry Clin Neurosci **20**（2）：185-193, 2008
8）日本総合病院精神医学会せん妄指針改訂班（編）：B. 予防．せん妄の臨床指針〔せん妄の治療指針第2版〕，星和書店，p.100，2015

せん妄の薬剤
01 リスペリドン

リスペリドンの特徴

- 統合失調症に対し最初に発売された非定型抗精神病薬である.
- 催眠作用が弱いため, 夜間せん妄の対応には不向きである.
- せん妄のなかでも, 主に日中の幻視や幻覚に効果が期待できる.
- 主としてドパミン D_2 受容体拮抗作用およびセロトニン 5-HT_2 受容体拮抗作用に基づいて, 中枢神経系の調節作用により効果を発揮するセロトニン・ドパミン拮抗薬 (SDA) に分類される.
- 抗コリン作用が弱い.
- 制吐作用があるため, 悪心が顕在化しない可能性がある一方, 難治性の悪心に対して使用することがある.

相互作用

- 本剤は主として薬物代謝酵素 CYP2D6 で代謝される. また, 一部 CYP3A4 の関与も示唆される.

| 錠　剤 | 細　粒 | 内用液剤 |

主な商品名

リスパダール® OD 錠
0.5mg, 1mg, 2mg

リスパダール® 錠
1mg, 2mg, 3mg

リスパダール® 細粒
1%

リスパダール® 内用液
1mg/mL

適　応

● 統合失調症.「器質的疾患に伴うせん妄・精神運動興奮状態・易怒性」に対して処方した場合,当該使用事例を審査上認める（医薬品の適応外使用に係る保険診療上の取扱いについて保医発 0928 第 1 号　平成 23 年 9 月 28 日　厚生労働省）.

用法・用量

リスパダール® OD 錠 0.5mg, 1mg, 2mg	
リスパダール®錠 1mg, 2mg, 3mg	通常,成人にはリスペリドンとして 1 回 1mg,1 日 2 回より開始し,徐々に増量する.維持量は通常 1 日 2〜6mg を原則として,1 日 2 回に分けて経口投与する
リスパダール®細粒 1%	
リスパダール®内用液 1mg/mL	

体内動態

● 最高血中濃度到達時間（単回投与）：約 1 時間（1mg,健康成人空腹時）

● 血中濃度半減期（単回投与）：約 4 時間（1mg,健康成人空腹時）

● 活性代謝物の血中濃度半減期：約 21 時間

● 効果発現時間：30 分以内

● 効果持続時間：特になし

看護の視点から注意すること

▶服用（与薬）に際して

- 内用液剤は，口内乾燥があり閉口しにくい患者で，薬包から直接薬液を吸うことが難しい場合は，確実に服用させるためにスプーンに出してから与薬するとよい.

▶効　果

- 睡眠導入剤ではないことを理解する.
- ドパミン D_2 受容体拮抗作用が強いため，幻視，幻覚，興奮などの症状に効果が得られる．本剤は主に過活動型せん妄に用いられる．また，認知症の周辺症状（behavior and phychological symptoms of dementia：BPSD）にも適応がある[1]．易怒性や興奮が強くケア介入が困難などの，認知症に重なるせん妄で精神症状が強い場合に効果が得られる．眠気はほとんど生じないため，日中でも使用しやすい.

▶副作用

- 2mg 以下ではハロペリドールと比較して錐体外路症状が出現しにくい[2] ことや，催眠効果は弱いことから，転倒リスクが高い高齢者でも安全に使用できる.

  眠　気
  - 眠気の遷延による日常生活への支障を観察する.

  嚥下障害
  - 嚥下の状態を観察する.

▶その他

- 0.5mg/0.5mL/包と極少量のため，誤嚥が心配される患者においても使用しやすい.

文　献

1) 厚生労働省：かかりつけ医のための BPSD に対応する向精神薬使用ガイドライン（第2版）[https://www.mhlw.go.jp/file/06-Seisakujouhou-12300000-Roukenkyoku/0000140619.pdf]（2024年1月16日閲覧）
2) 恒藤　暁ほか：緩和ケアエッセンシャルドラッグ，第4版，医学書院，p.284，2019

せん妄の薬剤
02 クエチアピン

クエチアピンの特徴

- 非定型の抗精神病薬で，MARTA（多元受容体作用抗精神病薬）に分類される．
- 催眠作用が強く，作用持続時間が短いので，夜間せん妄の第一選択となっている．
- 抗コリン作用が弱い．
- 血糖値が上昇することがあるため，糖尿病患者は添付文書上禁忌であるが，実際には血糖値を測定しながら投与されている．

相互作用

- 本剤は，主として薬物代謝酵素 CYP3A4 で代謝される．

錠 剤	細 粒

主な商品名

セロクエル® 錠
25 mg, 100 mg, 200 mg

セロクエル® 細粒
50%

適 応

● 統合失調症.「器質的疾患に伴うせん妄・精神運動興奮状態・易怒性」に対して処方した場合,当該使用事例を審査上認める(医薬品の適応外使用に係る保険診療上の取扱いについて保医発 0928 第 1 号 平成 23 年 9 月 28 日 厚生労働省).

用法・用量

セロクエル®錠 25 mg, 100 mg, 200 mg	・通常,成人にはクエチアピンとして 1 回 25 mg,1 日 2 または 3 回より投与を開始し,患者の状態に応じて徐々に増量する.通常,1 日投与量は 150〜600 mg とし,2 または 3 回に分けて経口投与する
セロクエル®細粒 50%	・1 日量として 750 mg を超えないこと

体内動態

● 最高血中濃度到達時間:約 2.6 時間(100 mg,健康成人男性反復投与)
● 血中濃度半減期:約 3.5 時間(100 mg,健康成人男性反復投与)
● 効果発現時間:30 分以内
● 効果持続時間:特になし

看護の視点から注意すること

▶服用(与薬)に際して
● 錠剤の形状が球状であり,1/2 に割るとそれぞれの用量が不均等となるため,必要時は細粒を使用することが望ましい.

▶効 果
● 催眠作用が強いため,夜間せん妄や不眠治療薬としても用いられる.

▶副作用

● 作用持続時間が短いため，就寝前に投与しても翌朝に眠気が残ることはまれである．基本的に持ち越し効果はないが，高齢者で腎機能低下がある場合などはその限りではない．もし，翌朝に持ち越し効果がある場合は，前日の内服時間を早めるなどの調整を行う．

<u>眠　気</u>

　● 日中の眠気がある場合，日常生活への支障を観察する．

<u>嚥下障害</u>

　● 嚥下の状態を観察する．

▶その他

● 血糖上昇作用があるため，糖尿病患者は添付文書上禁忌であるが，実際には血糖値を測定しながら投与されている．

せん妄の薬剤
⑱ ハロペリドール

■ ハロペリドールの特徴

- 定型の抗精神病薬で，ブチロフェノン系に分類される．
- 注射剤は持続皮下注，持続静注として使用されているが作用時間が長いため，必ずしも持続投与の必要はない．
- 中枢神経系におけるドパミン作動系，ノルアドレナリン作動系などに対する抑制作用が想定されている．
- 催眠作用が弱いため，夜間せん妄の対応には不向きである．
- せん妄のなかでも，主に日中の幻視や幻覚に効果が期待できる．
- 抗コリン作用は弱い．

■ 相互作用

- 本剤は，主として薬物代謝酵素 CYP2D6 および CYP3A4 で代謝される．

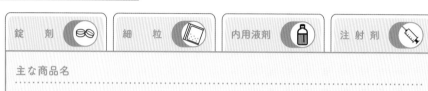

主な商品名

セレネース® 錠
0.75mg，1mg，1.5mg，3mg

セレネース® 細粒
1%

セレネース® 内服液
0.2%

セレネース® 注
5mg

適　応

● 統合失調症，躁病．「器質的疾患に伴うせん妄・精神運動興奮状態・易怒性」に対して処方した場合，当該使用事例を審査上認める（医薬品の適応外使用に係る保険診療上の取扱いについて保医発 0928 第 1 号　平成 23 年 9 月 28 日　厚生労働省）．

用法・用量

セレネース®錠 0.75mg，1mg，1.5mg，3mg	通常，成人にはハロペリドールとして 1 日 0.75〜2.25mg から始め，徐々に増量する．維持量として 1 日 3〜6mg を経口投与する
セレネース®細粒 1%	
セレネース®内服液 0.2%	
セレネース®注 5mg	・急激な精神運動興奮などで緊急を要する場合に，通常，成人にはハロペリドールとして 1 回 5mg を 1 日 1〜2 回筋肉内または静脈内注射する（添付文書） ・緩和ケアでは 1 回 0.5〜1mg 静注，筋注，皮下注から開始し，改善がなければ 1 時間後に再投与

体内動態

● 最高血中濃度到達時間（単回投与）：6.0±3.0 時間（1mg，健康成人男性空腹時経口投与）

● 血中濃度半減期（単回投与）：83.155±55.634 時間（1mg，健康成人男性空腹時経

口投与）

- 効果発現時間：30分以内
- 効果持続時間：特になし

看護の視点から注意すること

▶服用（与薬）に際して

- 錠剤が0.75mg，1mg，1.5mg，3mgであるのに対して，注射は5mg/Aと用量が多いため投与量を注意深く確認する（過量投与にならないようにする）．

▶効　果

- 睡眠導入剤ではないことを理解する．
- ドパミン D_2 受容体拮抗作用が強いため，幻視，幻覚，興奮などの症状に効果が得られる．主に過活動型せん妄に用いられる．眠気はほとんど生じない．

▶副作用

- 錐体外路症状が出現しやすいため，患者に着座不能や気持ちが落ち着かないなどの症状が現れた場合は，医師に報告する．
  - 眠気の遷延による，日常生活への支障を観察する．
  - アカシジアの症状（そわそわする，じっとしていられないなど）を観察する．
  - 嚥下の状態を観察する．

▶その他

- 幻視については，すべての患者にとって不快なものとは限らない．幻視の内容が悪夢ではなく，「美しい風景のなかにたたずんでいる」など，患者の苦痛につながっていない場合は，薬物療法の対象ではない．

せん妄の薬剤
04 アセナピン

アセナピンの特徴

- 非定型の抗精神病薬で MARTA（多元受容体作用抗精神病薬）に分類される．
- 抗精神病薬のなかで唯一の舌下錠である．
- 催眠作用はクエチアピンより弱い．
- 血糖値が上昇することがあるが，糖尿病患者は禁忌になっていない．
- 抗コリン作用は弱い．

相互作用

- 本剤は薬物代謝酵素 CYP1A2 で代謝される．また，本剤は薬物代謝酵素 CYP2D6 を軽度に阻害する．

舌下錠 🖤

シクレスト® 舌下錠
5mg, 10mg

適 応

● 統合失調症.

用法・用量

シクレスト®舌下錠 5mg, 10mg	・通常, 成人にはアセナピンとして1回5mgを1日2回舌 下投与から開始する. 維持用量は1回5mgを1日2回と する ・最高用量は1回10mgを1日2回までとする

体内動態

● 最高血中濃度到達時間（単回投与）：1.25（0.50～4.03）時間（5mg, 健康成人舌下投与）
● 血中濃度半減期（単回投与）：17.1±6.1 時間（5mg, 健康成人舌下投与）
● 効果発現時間：30 分以内
● 効果持続時間：数日～1 週間

看護の視点から注意すること

▶ 服用（与薬）に際して

● 湿潤した手で触るとすぐに溶解してしまうため, 開封時は注意する. また, がん患者では口内乾燥が強い場合が多いため, 服用前に少量の飲水を行うか口腔ケアを実施する. 舌下投与後10分間は飲食を避ける. 併用薬がある場合は, 本剤は最後に服用する.

▶ 効 果

● 不安, 抑うつなどの陰性症状の改善効果があるため, 低活動型せん妄に効果が期待できる.

▶副作用

● 眠気，口腔周囲の不随意運動などが現れることがある．

　眠　気

　　● 眠気による日常生活への支障を観察する．

　不随意運動

　　● 会話時の様子や，食べこぼしなどがないか観察する．

　　● 嚥下の状態を観察する．

▶その他

● 抗精神病薬のため漫然投与にならないよう注意し，効果や副作用をよく観察する．また，せん妄の直接因子や促進因子の除去に努める．

せん妄の薬剤
05 ブロナンセリン

ブロナンセリンの特徴

- 統合失調症に対する非定型抗精神病薬で，唯一剤形として経皮吸収剤がある．
- 催眠作用が弱いため，夜間せん妄の対応には不向きである．
- せん妄のなかでも，主に日中の幻視や幻覚に効果が期待できる．
- 主としてドパミン D_2 受容体拮抗作用およびセロトニン 5-HT_2 受容体拮抗作用に基づいて，中枢神経系の調節作用により効果を発揮するセロトニン・ドパミン拮抗薬（SDA）に分類される．
- 抗コリン作用が弱い．

相互作用

- 本剤は主に薬物代謝酵素 CYP3A4 で代謝される．

錠　剤	散　剤	貼付剤

主な商品名

ロナセン® 錠
2mg，4mg，8mg

ロナセン® 散
2%

ロナセン® テープ
20mg，30mg，40mg

適　応

● 統合失調症.

用法・用量

ロナセン®錠 2mg，4mg，8mg	・通常，成人にはブロナンセリンとして1回4mg，1日2回食後経口投与より開始し，徐々に増量する．維持量として1日8〜16mgを2回に分けて食後経口投与する
ロナセン®散 2%	・1日量は24mgを超えないこと
ロナセン®テープ 20mg，30mg，40mg	通常，成人にはブロナンセリンとして40mgを1日1回貼付するが，患者の状態に応じて最大80mgを1日1回貼付することもできる

体内動態（ロナセン®テープ）

● 最高血中濃度到達時間：25.3（22.0〜27.0）時間（40mg，健康成人の上背部に24時間単回貼付）

● 血中濃度半減期：41.9±17.0時間（40mg，健康成人の上背部に24時間単回貼付）

● 効果発現時間：数日以内

● 効果持続時間：1週間

看護の視点から注意すること

▶ 貼付（与薬）に際して

● 簡便に使用できることから，貼付剤を使用することが多い．患者が剝がしてしまわないよう，手の届かない背部などに貼付する.

保湿と清潔

- 皮膚の清潔に注意し, 貼付前には皮膚を乾いたタオルやティッシュペーパーで清拭し, 汗や汚れを除去した上で貼付する. 翌日の貼付予定部位を, 入浴後や就寝前にヘパリン類似物質のクリームなどで保湿することが望ましい. このケアは, 当日でなく前日に行うことで, 使用したクリームが残存しないため剥がれの原因とならない. また, ヘパリン類似物質の軟膏やワセリンなどは, 残存し剥がれの原因になるため使用を避ける.

貼付部位

- 貼付部位は皮膚の凹凸が少なく, 発赤や皮疹がない部位を選択する.

①前胸部

- 貼付しやすく観察しやすい部位として前胸部が選択される. たわみは密着できないことのみならず, 剥がれの原因にもなるため注意が必要である. るい痩により肋骨の凹凸が著明である場合は, 貼付剤のたわみを避けるため, 鎖骨下縁付近（鎖骨にかからない）を選択するとよい. 女性の場合では, 特に体位により乳房の膨らみで皮膚のたわみを生じるため, 側臥位でたわみの少ない部位を選択して貼付するのもよい.

②上腕, 大腿部

- 上腕や大腿部は, 患者が貼付しやすく管理しやすい. 発汗の多い患者で選択される.

▶効　果

- 貼付剤の効果発現には時間がかかるが, 効果発現後は持続時間が長く, 1日1回の貼り替えを行う.

▶副作用

- 眠気などの副作用は比較的生じにくい. 皮膚障害に注意する.

眠　気

- 眠気がある場合, 日常生活への支障を観察する.
- 嚥下の状態を観察する.

皮膚障害

- 貼付剤を剥がした後の皮膚の観察を怠らない.
- 貼付部位の瘙痒感・発疹の有無を観察する.

▶その他

- 貼付剤が適応となる患者の多くは経口投与, もしくは経静脈的投与が困難な場合が多く, 患者の状態に合わせて中止を検討するなど, 漫然投与とならないよう注意が必要である.

291

せん妄の薬剤
06 抑肝散

抑肝散の特徴

- 気分安定目的で使用される漢方薬である.
- 動物実験では抗不安作用, 攻撃性抑制作用, 睡眠障害抑制作用が認められている.
- 認知症の周辺症状に対しても使用される.
- 眠気の少ない抗不安薬という位置づけで使用されることが多い.

相互作用

- カンゾウおよびグリチルリチンとの併用で偽アルドステロン症のリスクが上昇する.

顆　粒

主な商品名

抑肝散エキス顆粒
(日局ソウジュツ 4.0 g　日局トウキ 3.0 g　日局ブクリョウ 4.0 g　日局サイコ 2.0 g
日局センキュウ 3.0 g　日局カンゾウ 1.5 g　日局チョウトウコウ 3.0 g)

適　応
● 虚弱な体質で神経が高ぶるものの次の諸症：神経症，不眠症，小児夜泣き，小児疳症.

用法・用量

抑肝散エキス顆粒	通常，成人には 1 日 7.5 g を 2～3 回に分割し，食前または食間に経口投与する

体内動態
● 最高血中濃度到達時間：資料なし
● 血中濃度半減期：資料なし
● 効果発現時間：30 分以内
● 効果持続時間：特になし

看護の視点から注意すること

▶服用（与薬）に際して
● 通常，粉のまま服用するが，苦みで服用が困難な場合は服用しやすくなるよう工夫をする.

▶効　果
● 神経が高ぶるなどの神経症，不眠症などに効果が期待できる．日常生活において神経過敏で興奮しやすい，怒りやすい，いらいらしているなどの症状があり，意思決定に影響を及ぼしているなどの患者へ適応となる.

▶副作用
● 偽アルドステロン症を発症する可能性がある．患者の日常生活状況をよく聞き，低カ

293

リウム血症による四肢の脱力や，血圧上昇に伴う頭重感などがないか観察する．筋力低下の進行により歩行困難，さらには起立不能に陥ることもあるため，ADL 自立度の変化について評価することが必要である．

<u>四肢脱力</u>

- 定期的な採血でカリウムの血中濃度を確認する．
- 「手足のだるさ」や「こわばり」「力が抜ける感じ」「こむら返り」「筋肉痛」の有無を確認する．

<u>頭重感</u>

- 本剤内服開始後の血圧の推移をモニタリングする．

▶ その他

- 食間投与が基本だが，患者の生活状況をよく聞き，長期的にアドヒアランスが維持できる用法を患者とともに考える．

薬剤名索引

- ・一般名は**太字**，商品名は細字で示した．
- ・疼痛治療薬は黒，便秘治療薬は緑，不眠治療薬は紫，せん妄治療薬は橙で示した．

事項索引

欧　文

がん緩和ケア薬 必携ガイドブック
―痛み，便秘，不眠，せん妄

2024 年 3 月 5 日　発行	編集者 荒尾晴恵，岡本禎晃
	発行者 小立健太
	発行所 株式会社 南江堂
	〒113-8410 東京都文京区本郷三丁目 42 番 6 号
	☎(出版)03-3811-7189　(営業)03-3811-7239
	ホームページ https://www.nankodo.co.jp/

印刷・製本 永和印刷
装丁 渡邊真介

Essential Handbook of Cancer Palliative Care Drugs
© Nankodo Co., Ltd., 2024

南江堂　看護書籍のご案内

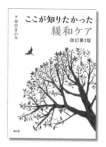
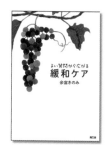
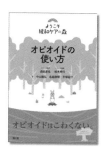
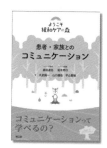
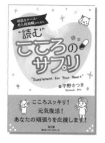
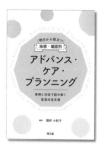